NUL MAVE KOGEBOG

Lækre måltider til at booste stofskiftet, forbrænde fedt og forvandle din krop

Frederik Eklund

ophavsret Materiale ©2023

Alle Rettigheder Reserveret

ingen del af dette Bestil Kan være Brugt eller overført i nogen form eller ved nogen midler uden det passende skrevet samtykke fra _ forlægger og ophavsret ejer undtagen til kort citater Brugt i -en anmeldelse. Det her Bestil bør ikke være taget i betragtning -en erstatning til medicin, lovligt, eller Andet pr af essional råd.

INDHOLDSFORTEGNELSE

INDHOLDSFORTEGNELSE..3
INTRODUKTION..7
MORGENMAD..9
1. Zero-Belly Pandekager og Sirup...10
2. Bacon Avocado morgenmadsmuffins..................................12
3. Orange kanelscones..15
4. Rød peber, Mozzarella og Bacon Frittata..........................18
5. Ost og pølsetærter...21
6. Morgenmad Quiche...23
7. Chicharrones con Huevos (flæskesvær og æg)................25
8. Hindbær & kakao morgenmadsskål....................................27
9. Anaheim peber Gruyere vafler...29
10. Nøddeagtig kakao korn..31
11. Morgenmad Tacos...33
12. Osteagtig bacon og purløgsomelet....................................35
13. Pizza vafler..37
14. Ansjos, spinat og asparges omelet....................................39
15. Efterår Zero-Belly Græskarbrød..41
16. Frozen Zero-Belly ccino...43
17. Søde og cremede æg...45
18. Zero-Belly Havregryn...47
19. Cheddarost overtrukket med dej.......................................49
20. Osteagtig kogt æg..51
21. Mahón Kale Pølse Omelet Pie...53
22. Monterey Bacon-Scalions omelet......................................56
23. Røget kalkunbacon og avocadomuffins..........................58
24. Chorizo morgenpeber...61
25. Cremet Chocó & Avocado Mousse....................................63
26. Flødeost pandekager...65
27. Vesuv røræg med Provolone...67
28. Yndige græskar hørfrø muffins..69
29. Bagt skinke og grønkålsrøræg...71

30. Omelet med paprika og skinke..73
31. Chia mel pandekager..75
32. Chocó Mocha Chia grød..77
33. Kaffe Hørfrø Drømmemorgenmad..79
34. Crimini svamp med kogte æg morgenmad..........................81
35. Æggehvide og spinat omelet..83
SNACKS OG FORRETTER...85
36. Pancetta og æg...86
37. Zero-Belly Margherita Pizza..88
38. Nem, Peasy, ostepizza..90
39. Zero-Belly Trio Queso Quesadilla..92
40. Bacon og ost smeltes..94
41. BLT rulle..96
42. Portobello pizza..98
43. Basilikum og peber pizza...100
FJERKRÆ...103
44. Kyllingetærte..104
45. Klassisk kylling Parmigiana..107
46. Kalkunbenssteg..109
47. Langsomt tilberedt græsk kylling..111
48. Stegt baconindpakket kylling..113
49. Sprød karry kylling...115
50. De perfekte bagte kyllingevinger...117
51. Kylling i Kung Pao Sauce..119
52. Chicken BBQ Pizza...121
53. Langsomt tilberedt kylling Masala......................................123
54. Bagt smørret kylling...125
55. Kylling parmesan..127
SKÅDÅR..130
56. Sød og sur snapper..131
57. Cremet kuller...133
58. Panstegt kulmule...135
59. Pesto og mandellaks..137
60. Lime Avocado Laks...139
61. Glaseret sesam ingefær laks..141

62. Smøragtige rejer...143
63. Nul-mavevenlig sushi...146
64. Fyldt avocado med tun..148
65. Urtebagte laksefileter..150
66. Laks med valnøddeskorpe...153
67. Bagt glaseret laks..155
68. Lakse burgere...157
SUPPER OG GRYDE..159
69. Rosmarin hvidløg oksekødgryderet...................................160
70. Bouillabaisse fiskegryderet..163
71. Oksekød & Broccoligryderet...166
72. Muslingegryderet..168
73. Cremet gryderet med kylling og græskar..........................171
74. Sød kartoffelgryderet..173
75. Beef Shin Stew..175
76. Tunfiskegryderet...178
77. Blomkål og ostesaft..180
78. Kylling Bacon Chowder..183
DESSERTER..186
79. Morgen Zephyr kage...187
80. Peanut Butter Balls...189
81. Pekan Hørfrø Blondies..191
82. Pebermyntechokoladeis..194
83. Puff-up kokosvafler..196
84. Hindbær chokoladecreme...198
85. Rå kakao hasselnødde cookies..200
86. Syndfri Græskar Cheesecake Muffins...............................202
87. Syrlige hasselnøddekiks med pilrotste..............................204
88. Tartar Zero-Belly Cookies...206
89. Is med vilde jordbær...208
90. Mini Lemon Cheesecakes...210
91. Fudgy jordnøddesmør firkanter..212
92. Citronfirkanter og kokoscreme...214
93. Rig mandelsmørkage og chokoladesauce.........................216
94. Jordnøddesmørkage dækket af chokoladesauce...............218

SMOOTHIES..220
95. Grøn kokos Smoothie..221
96. Green Devil Smoothie..223
97. Green Dream Zero-Mave Smoothie..............................225
98. Zero-Belly Selleri og Nut Smoothie...............................227
99. Lime Pebermynte Smoothie..229
100. Rød grapefrugt grønkål Smoothies...............................231
KONKLUSION..233

INTRODUKTION

Velkommen til Zero Belly Cookbook! I denne samling af nærende opskrifter inviterer vi dig til at tage på en rejse mod en sundere dig. Zero Belly-tilgangen fokuserer på at nære din krop med sunde ingredienser, der fremmer et afbalanceret stofskifte, hjælper med at forbrænde fedt og understøtter det generelle velvære. Denne kogebog er din guide til at skabe lækre måltider, der hjælper dig med at nå dine sundheds- og fitnessmål.

Hos Zero Belly tror vi på, at mad både kan være nærende og mættende. Vi har sammensat en samling af opskrifter, der prioriterer ingredienser, der er høje i næringsstoffer og smag, mens de er lave i tilsat sukker, usunde fedtstoffer og kunstige ingredienser. Disse opskrifter er designet til at hjælpe dig med at optimere dit stofskifte, understøtte en sund fordøjelse og opnå en slankere, sundere krop.

På disse sider finder du en række læskende opskrifter, der omfatter en række smagsvarianter, teksturer og køkkener. Fra solid morgenmad og livlige salater til smagfulde hovedretter og skyldfrie desserter, vi har skabt en mangfoldig samling af måltider, der vil holde dig tilfreds og energisk hele dagen. Hver opskrift er omhyggeligt udformet for at give dig en balance mellem makronæringsstoffer, vitaminer og mineraler, mens den stadig er lækker og nem at tilberede.

Men denne kogebog er mere end blot en samling af sunde opskrifter. Vi guider dig gennem principperne for Zero Belly-tilgangen, deler tips om valg af ingredienser, giver strategier til måltidsplanlægning og giver indsigt i videnskaben bag at nære din krop for optimal sundhed. Vores mål er at give dig mulighed for at træffe informerede valg om de fødevarer, du spiser, og at skabe en bæredygtig og fornøjelig tilgang til sund kost.

Så uanset om du ønsker at tabe et par kilo, booste dit energiniveau eller blot tage en sundere livsstil, så lad Zero Belly Cookbook være din ledsager på denne rejse. Gør dig klar til at nære din krop med lækre måltider, der vil forvandle den måde, du ser ud, føler og lever på.

MORGENMAD

1.Zero-Belly Pandekager og Sirup

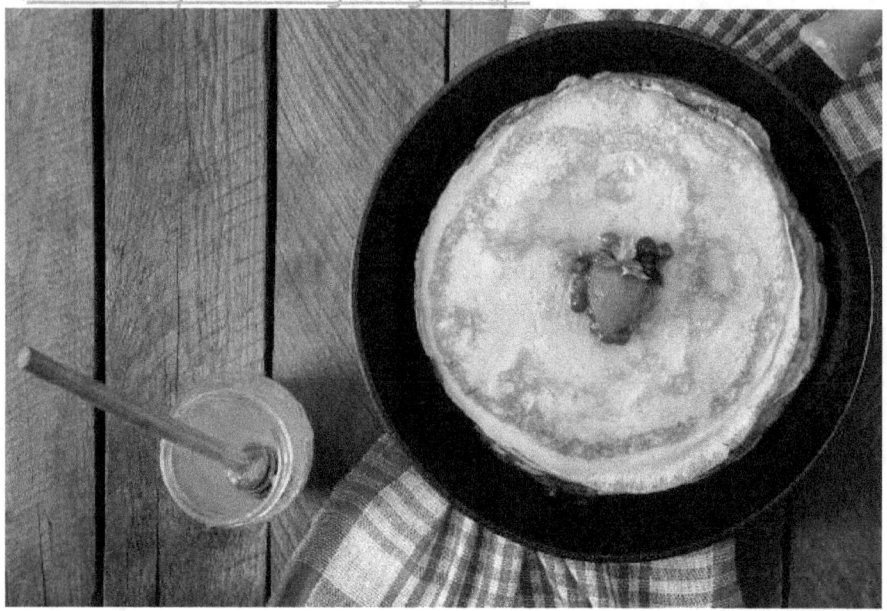

Samlet tid: 30 MIN Server: 5

INGREDIENSER:
TIL SIRUP:
- 2 spsk ahornsirup, sukkerfri
- ½ kop Sukrin fibersirup

TIL pandekager:
- 4 æg, store
- 2 spsk erythritol
- ½ tsk bagepulver
- 3/4 kop nøddesmør efter eget valg
- 1/3 kop kokosmælk
- 2 spsk ghee
- 1 tsk kanel

INSTRUKTIONER:
- Tilsæt ahornsirup og sukrin fibersirup i en krukke eller en lille skål og brug en ske til at røre, indtil det er blandet. Dæk krukken og sæt den til side, indtil den skal bruges.
- Kom æg, erythritol, bagepulver, kokosmælk, nøddesmør og kanelpulver i en foodprocessor, og blend indtil det er blandet.
- Opvarm ghee i en non-stick stegepande og brug cirka en ¼ kop per pandekage. Kog, indtil pandekagen sætter sig, vend derefter og slut tilberedningen; læg på en tallerken.
- Gentag med den resterende dej og tallerken.
- Top med sirup og server.

ERNÆRING: Kalorier 401 | Fedt i alt 32,5 g | Netto kulhydrater: 3,6 g | Protein 12,8g | Fiber 5,3 g)

2. Bacon Avocado morgenmadsmuffins

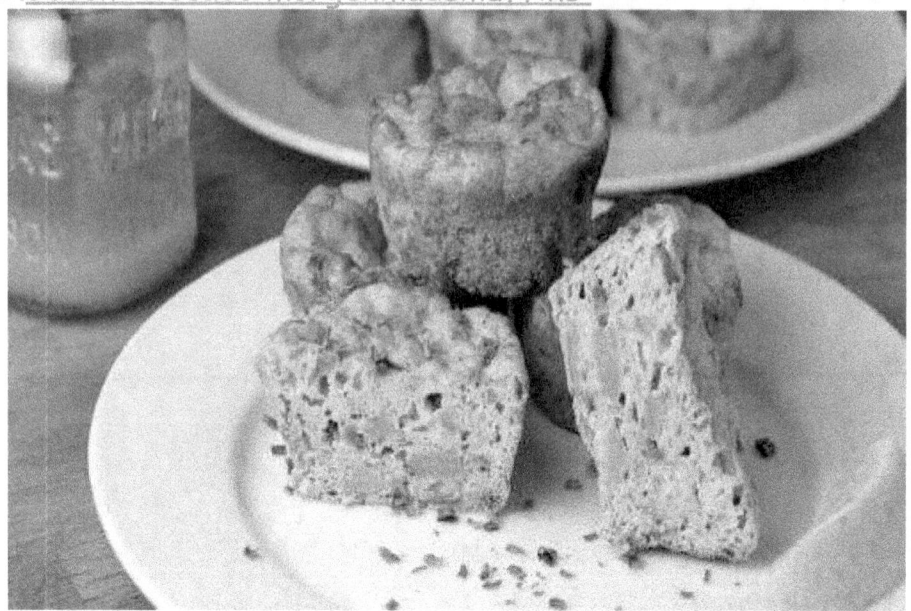

Samlet tid: 41 MIN| serverer: 16)

INGREDIENSER:
- ½ kop mandelmel
- 1 ½ spsk psyllium husk pulver
- 4,5 oz Colby jack ost
- 1 tsk bagepulver
- 1 tsk hvidløg, i tern
- 1 tsk purløg, tørret
- 3 stilke forårsløg
- 1 tsk koriander, tørret
- ¼ tsk røde chiliflager
- Salt og peber
- 1½ spsk citronsaft
- 5 æg
- ¼ kop hørfrømel
- 1½ kop kokosmælk, fra æske
- 5 skiver bacon, skåret i strimler
- 2 avocadoer i tern
- 2 spsk smør, økologisk

INSTRUKTIONER:
- Tilsæt mel, krydderier, citronsaft, æg, hørfrømel og kokosmælk i en skål. Bland sammen indtil grundigt kombineret.
- Varm en stegepande op og steg baconstrimler sprøde og tilsæt derefter smør og avocado.
- Tilsæt bacon- og avocadoblandingen til dejen og bland det sammen.
- Indstil ovnen til 350 F og smør cupcakeforme.

- Kom dejen i formene og bag i 26 minutter. Tag ud af ovnen og afkøl, inden den tages ud af formen.
- Tjene. Opbevar rester i køleskabet.

ERNÆRING: Kalorier 163 | Fedt i alt 14,1g | Netto kulhydrater: 1,5 g | Protein 6,1g | Fiber 3,3 g)

3.Orange kanelscones

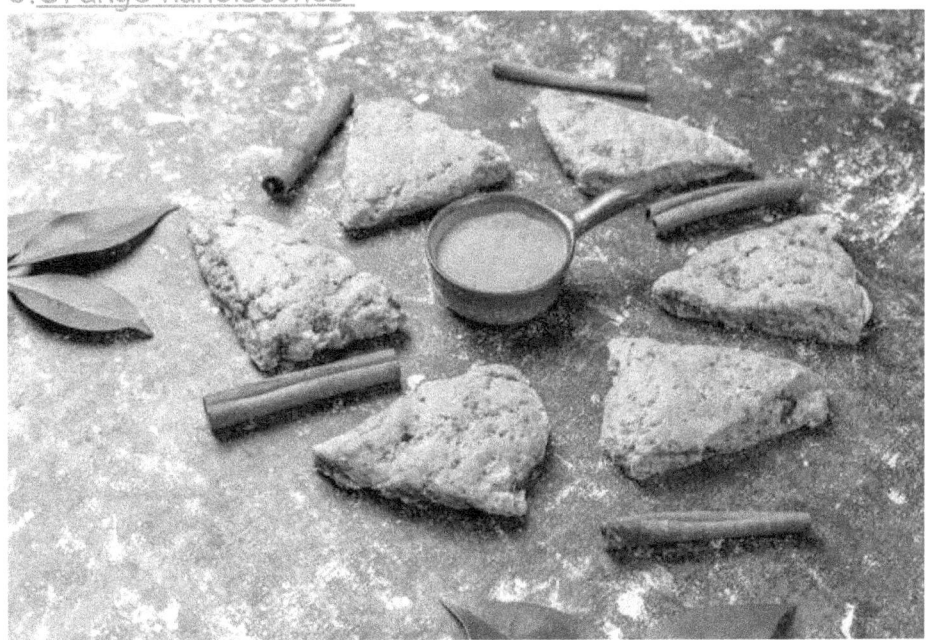

Samlet tid: 30 MIN Servering: 8)

INGREDIENSER:
- 1 spsk gyldne hørfrø
- 1½ tsk kanel
- ½ tsk salt
- 7 spsk + 1 spsk kokosmel
- ½ tsk bagepulver
- Skal fra en appelsin
- ¼ kop smør, usaltet, i tern
- ¼ kop erythritol
- ¼ tsk stevia
- 2 æg
- 2 spsk ahornsirup
- ½ tsk xanthangummi
- 1/3 kop tung fløde
- 1 tsk vanilje

TIL ISNING:
- 20 dråber stevia
- 1 spsk appelsinjuice
- ¼ kop kokossmør

INSTRUKTIONER:
- Indstil ovnen til 400 F.
- Kom alle tørre ingredienser i en skål undtagen xanthan og 1 spsk kokosmel. Tilsæt smør til tørblandingen og rør for at kombinere.
- Kombiner sødemiddel og æg, indtil det er grundigt blandet og lys i farven. Kom ahornsirup, resterende mel, xanthangummi, tung fløde og vanilje i; bland indtil kombineret og tyk.

- Tilsæt den våde blanding til tørring, gem 2 spsk væske, bland sammen og tilsæt kanel og brug hænderne til at forme blandingen til dejen. Form til en kugle og tryk til en kage som en form. Skær i 8 stykker.
- Placer på en foret bageplade og brug reserveret væske til at børste toppen af scones.
- Bag i 15 minutter, tag ud af ovnen og afkøl.
- Forbered glasur og dryp over scones inden servering.

ERNÆRING: Kalorier 232 | Fedt i alt 20g | Netto kulhydrater: 3,3 g | Protein 3,3g | Fiber: 4,3 g)

4.Rød peber, Mozzarella og Bacon Frittata

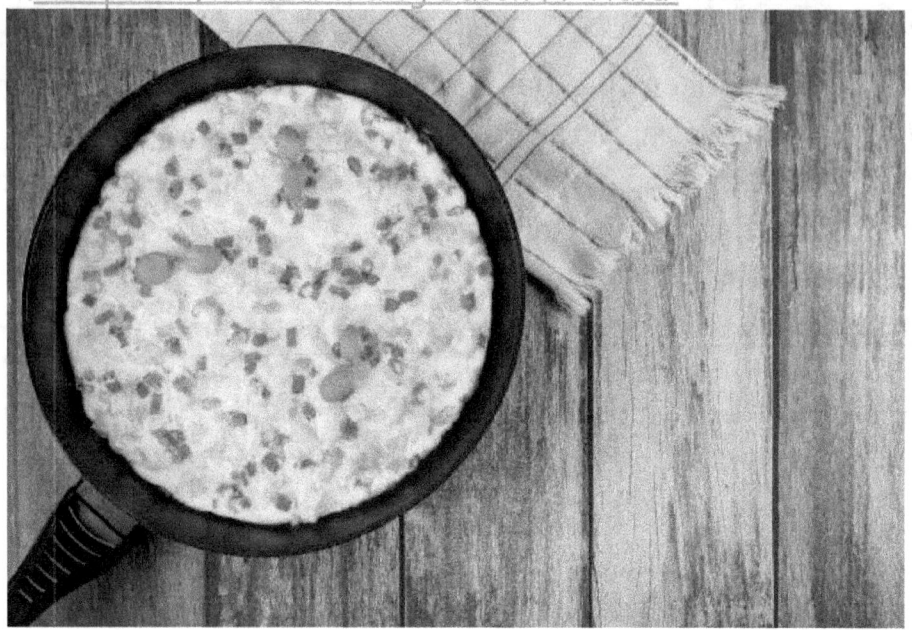

Samlet tid: 35 min Server: 6

INGREDIENSER:
- 1 spsk olivenolie
- 7 skiver bacon
- 1 rød peberfrugt, hakket
- ¼ kop tung fløde
- ¼ kop parmesanost, revet
- 9 æg
- Salt og peber
- 2 spsk persille, hakket
- 4 kopper Bella svampe, store
- ½ kop basilikum, hakket
- 4 oz mozzarellaost, i tern
- 2 oz gedeost, hakket

INSTRUKTIONER:
- Indstil ovnen til 350 F.
- Varm olivenolie i en stegepande, tilsæt derefter bacon og steg i 5 minutter, indtil den er brunet.
- Tilsæt rød peber og kog i 2 minutter, indtil den er blød. Mens peber koger, tilsæt fløde, parmesanost, æg, persille, salt og peber til en skål og pisk for at kombinere.
- Tilføj svampe til gryden, rør rundt og kog i 5 minutter, indtil de er gennemblødt i fedt. Tilsæt basilikum, kog i 1 minut og tilsæt derefter mozzarella.
- Tilsæt æggeblandingen og brug en ske til at flytte ingredienserne rundt, så ægget kommer på bunden af gryden.
- Top med gedeost og sæt i ovnen i 8 minutter og steg derefter i 6 minutter.

- Brug en kniv til at lirke kanterne af frittataen fra panden og læg den på en tallerken og skær den i skiver.

ERNÆRING: Kalorier 408 | Fedt i alt 31,2g | Netto kulhydrater: 2,4g | Protein 19,2 g | Fiber: 0,8 g)

5. Ost og pølsetærter

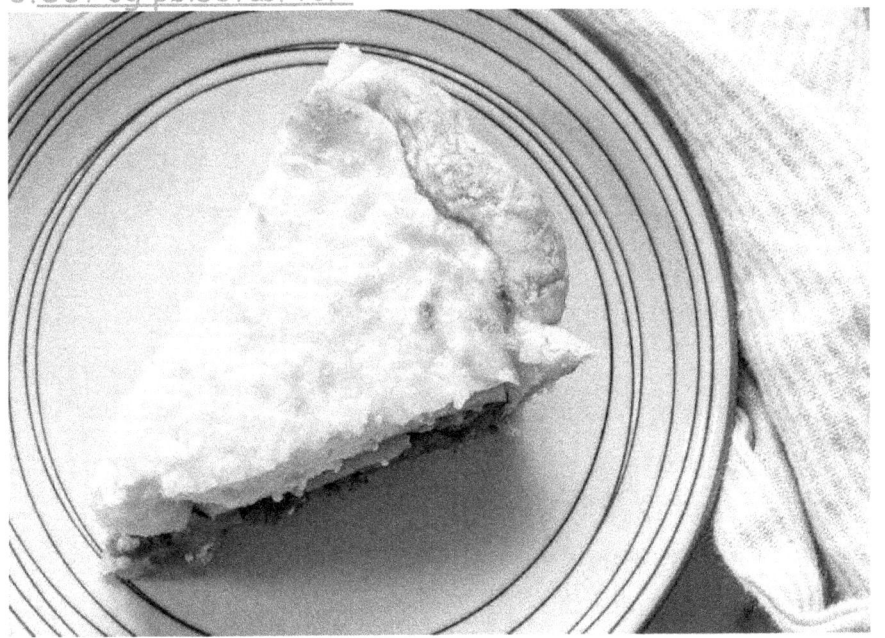

Samlet tid: 40 min Server: 2

INGREDIENSER:
- 1 ½ stk kyllingepølse
- ½ tsk rosmarin
- ¼ tsk bagepulver
- ¼ kop kokosmel
- ¼ tsk cayennepeber
- 1/8 tsk salt
- 5 æggeblommer
- 2 tsk citronsaft
- ¼ kop kokosolie
- 2 spsk kokosmælk
- ¾ cheddarost, revet

INSTRUKTIONER:
- Indstil ovnen til 350 F.
- Hak pølse, varm stegepande og kog pølse. Mens pølserne koger, kombineres alle de tørre ingredienser i en skål. I en anden skål kombineres æggeblommer, citronsaft, olie og kokosmælk. Tilsæt væsker til tør blanding og tilsæt ½ kop ost; fold for at kombinere og læg i 2 ramekins.
- Tilsæt kogte pølser til dejen og brug en ske til at skubbe i blandingen.
- Bages i 25 minutter, indtil de er gyldne på toppen. Top med rester af ost og steg i 4 minutter.
- Serveres varm.

ERNÆRING: Kalorier 711 | Fedt i alt 65,3g | Netto kulhydrater: 5,8g | Protein 34,3 g | Fiber: 11,5 g)

6.Morgenmad Quiche

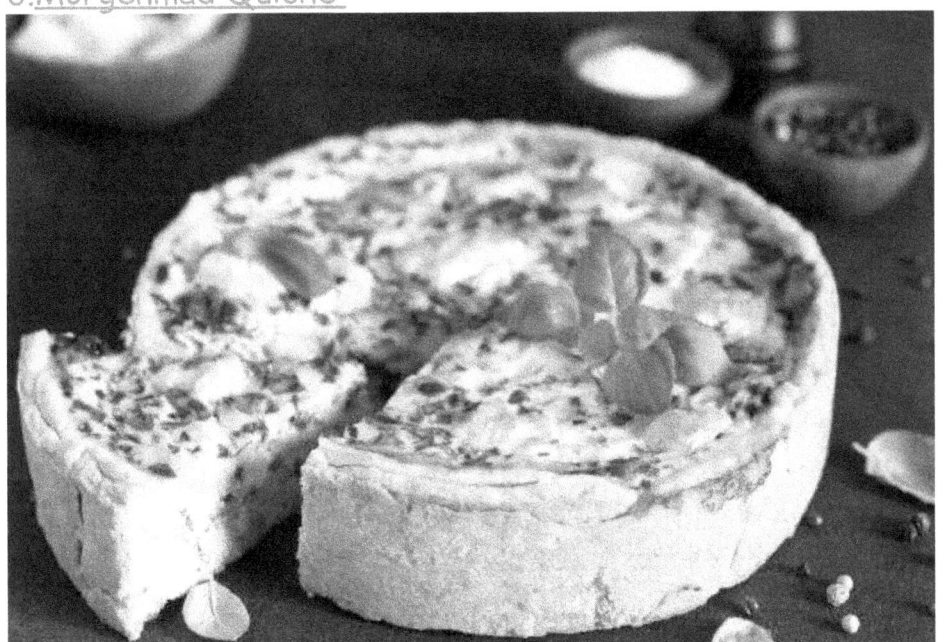

Samlet tid: 30 MIN Server: 2

INGREDIENSER:
- 3 spsk kokosolie
- 5 æg
- 8 skiver bacon, kogt og hakket
- ½ kop fløde
- 2 kopper babyspinat, groft hakket
- 1 kop rød peber, hakket
- 1 kop gult løg, hakket
- 2 fed hvidløg, hakket
- 1 kop champignon, hakkede
- 1 kop cheddarost, revet
- Salt

INSTRUKTIONER:
- Forvarm ovnen til 375 F.
- I en stor skål blandes alle grøntsager inklusive svampe sammen.
- I en anden lille skål piskes de 5 æg med fløden
- Hæld forsigtigt grøntsagsblandingen i en muffinpande beklædt med madlavningsspray, top med æg og ost påfyldning op til ¾ af muffinsformene. Drys med hakket bacon på toppen.
- Sæt i ovnen for at bage i 15 minutter, eller indtil toppen af quichen er fast.
- Lad den køle af et par minutter inden servering.

ERNÆRING: Kalorier 210 | Fedt i alt 13g | Netto kulhydrater: 5g | Protein 6g)

7.Chicharrones con Huevos (flæskesvær og æg)

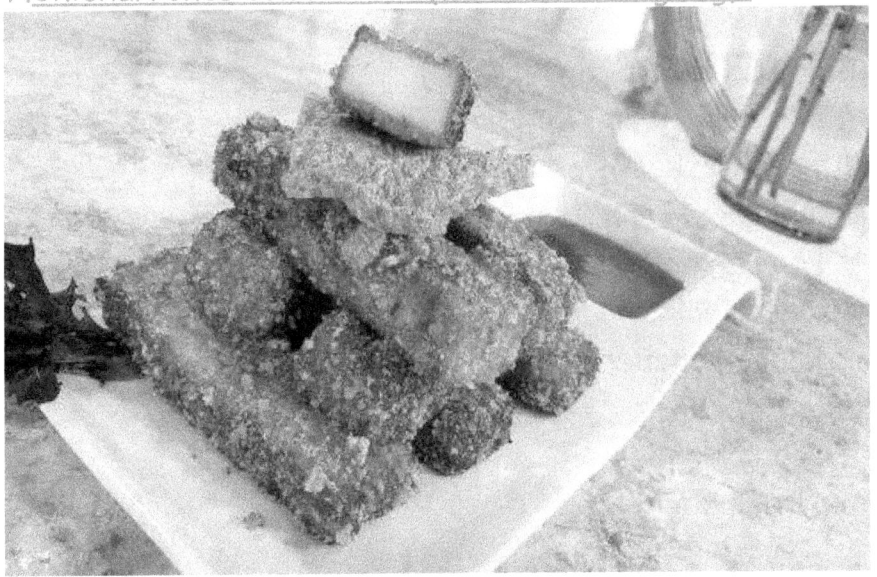

Samlet tid: 30 MIN Server: 3

INGREDIENSER:
- 4 skiver bacon
- 1,5 oz flæskesvær
- 1 avocado, i tern
- ¼ kop løg, hakket
- 1 tomat, hakket
- 2 jalapeno peberfrugter, kerner fjernet og hakket
- 5 æg
- ¼ kop koriander
- Salt og peber

INSTRUKTIONER:
- Varm panden op og steg baconen lidt sprød. Fjern fra gryden og læg til side på køkkenrulle.
- Tilsæt flæskesvær til gryden sammen med løg, tomater, peber og kog i 3 minutter, indtil løgene er bløde og klare.
- Tilsæt koriander, rør forsigtigt sammen og tilsæt æg. Rør æg og tilsæt derefter avocado og fold.
- Tjene.

ERNÆRING: Kalorier 508 | Fedt i alt 43g | Netto kulhydrater: 12g | Protein 5 g | Fiber: 5,3 g)

8. Hindbær & kakao morgenmadsskål

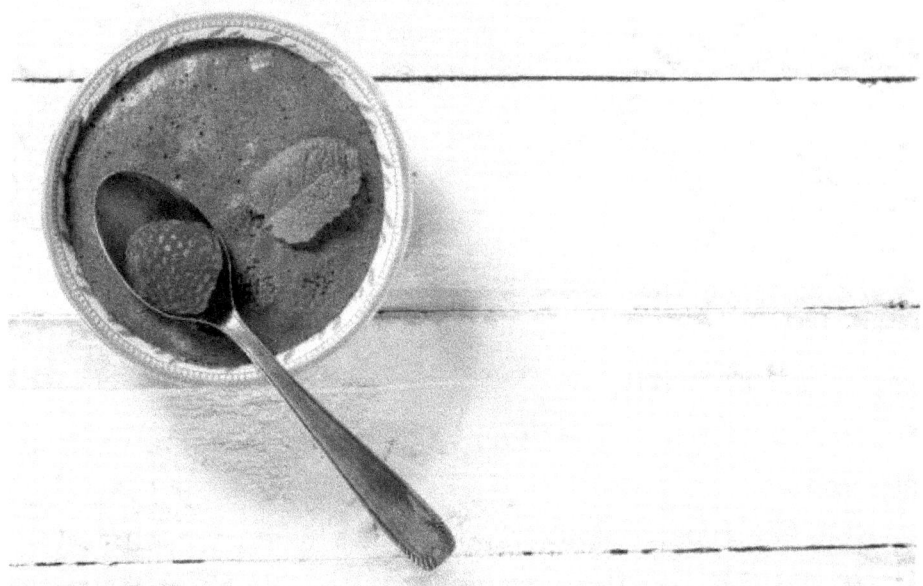

Samlet tid: 40 min Server: 1

INGREDIENSER:
- 1 kop mandelmælk
- 1 spsk kakaopulver
- 3 spsk chiafrø
- ¼ kop hindbær
- 1 tsk agave eller xylitol

INSTRUKTIONER:
- Kombiner mandelmælk og kakaopulver i en lille skål. Rør grundigt.
- Kom chiafrøene i skålen og lad det hvile i 5 minutter.
- Brug en gaffel til at lufte chia- og kakaoblandingen, og stil den derefter i køleskabet til afkøling i mindst 30 minutter.
- Server med hindbær og et skvæt agave på toppen

ERNÆRING: Kalorier 230 | Fedt i alt 20g | Netto kulhydrater: 4g | Protein 15 g)

9. Anaheim peber Gruyere vafler

Samlet tid: 16 MIN| Server: 2

INGREDIENSER:
- 1 lille Anaheim peber
- 3 æg
- 1/4 kop flødeost
- 1/4 kop Gruyere ost
- 1 spsk kokosmel
- 1 tsk Metamucil pulver
- 1 tsk bagepulver
- Salt og peber efter smag

INSTRUKTIONER:
- I en blender blandes alle ingredienserne undtagen osten og Anaheim-peber. Når ingredienserne er blandet godt, tilsættes ost og peber. Blend godt indtil alle ingredienser er blandet godt.
- Varm dit vaffeljern op; hæld vaffelblandingen på og kog 5-6 minutter. Serveres varm.

ERNÆRING: Kalorier 223,55 | Fedt i alt 17g | Netto kulhydrater: 5,50g | Protein 11g)

10.Nøddeagtig kakao korn

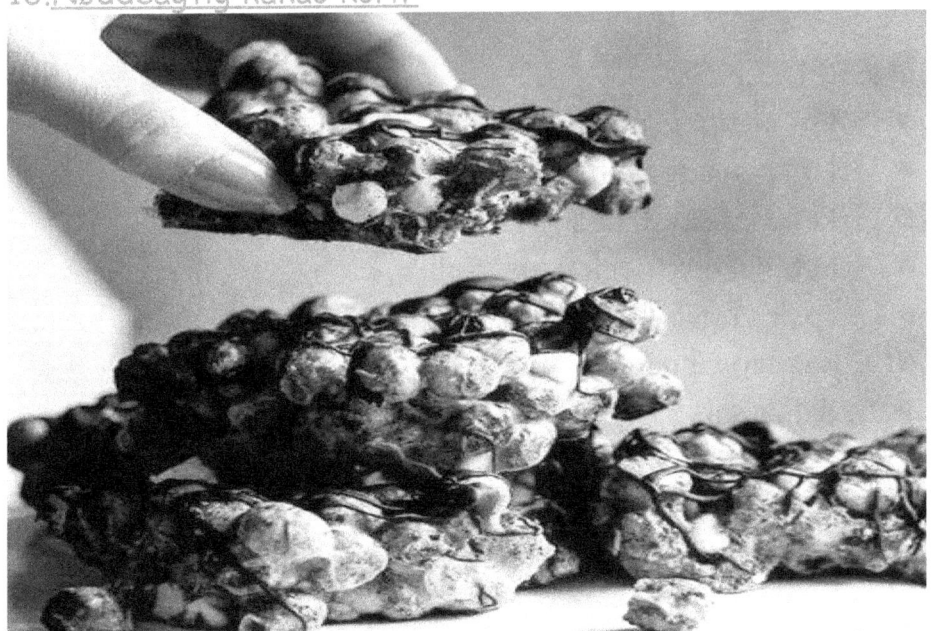

Samlet tid: 12 MIN| Server: 2

INGREDIENSER:
- 3 tsk økologisk smør
- ¾ kop ristede valnødder, groft hakkede
- ¾ kop ristede macadamianødder, groft hakket
- ½ kop kokosstrimler, usødet
- ½ spsk stevia (valgfrit)
- 2 kopper mandelmælk
- 1/8 tsk salt

INSTRUKTIONER:
- Smelt smørret i en gryde ved middel varme. Tilsæt de ristede nødder i gryden og rør i 2 minutter.
- Tilsæt den revne kokos i gryden og fortsæt med at røre for at sikre, at ingredienserne ikke brænder på.
- Dryp med stevia (hvis du bruger det) og hæld derefter mælken i gryden. Tilsæt salt. Rør igen og sluk for varmen.
- Lad det hvile i 10 minutter, så ingredienserne kan trække i mælken før servering.

ERNÆRING: Kalorier 515 | Fedt i alt 50,3g | Netto kulhydrater: 14,4g | Protein 6,5 g | Fiber: 7,3 g)

11. Morgenmad Tacos

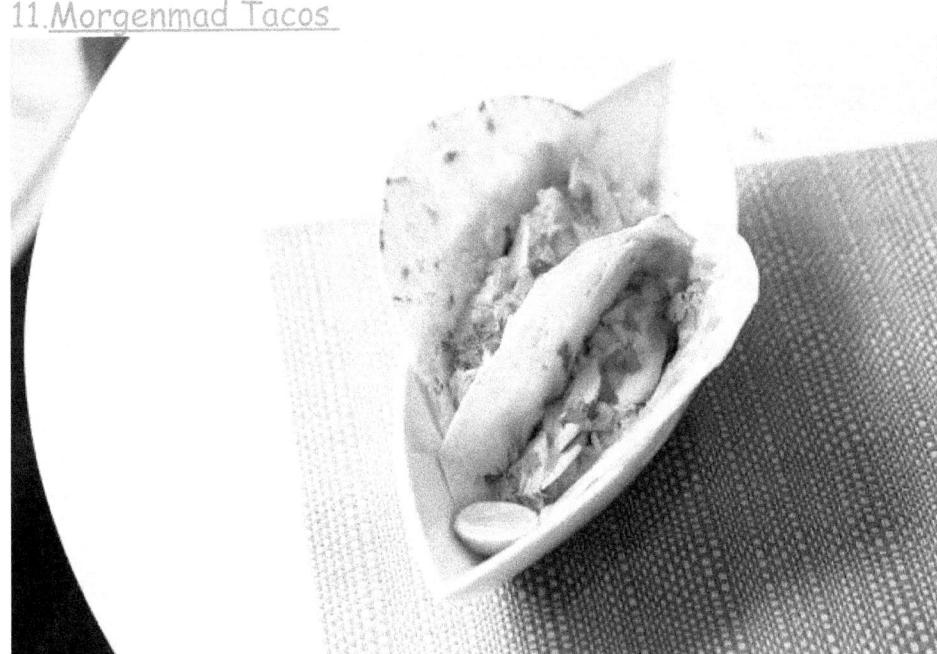

Samlet tid: 25 MIN Server: 3

INGREDIENSER:
- 3 strimler bacon
- 1 kop mozzarellaost, revet
- 2 spsk smør
- 6 æg
- Salt og peber
- ½ avocado, i tern
- 1 oz cheddarost, revet

INSTRUKTIONER:
- Kog bacon til det er sprødt, læg til side indtil det skal bruges.
- Opvarm en slip-let pande og læg 1/3 kop mozzarella i gryden og kog i 3 minutter, indtil den er brunet rundt om kanterne. Læg en træske i en skål eller gryde og brug en tang til at løfte ostetacoen fra gryden. Gentag med rester af ost.
- Smelt smør i en stegepande og røræg; brug peber og salt til at krydre.
- Hæld æg i hærdede skaller og top med avocado og bacon.
- Top med cheddar og server.

ERNÆRING: Kalorier 443 | Fedt i alt 36,2g | Netto kulhydrater: 3g | Protein 25,7 g | Fiber: 1,7 g)

12.Osteagtig bacon og purløgsomelet

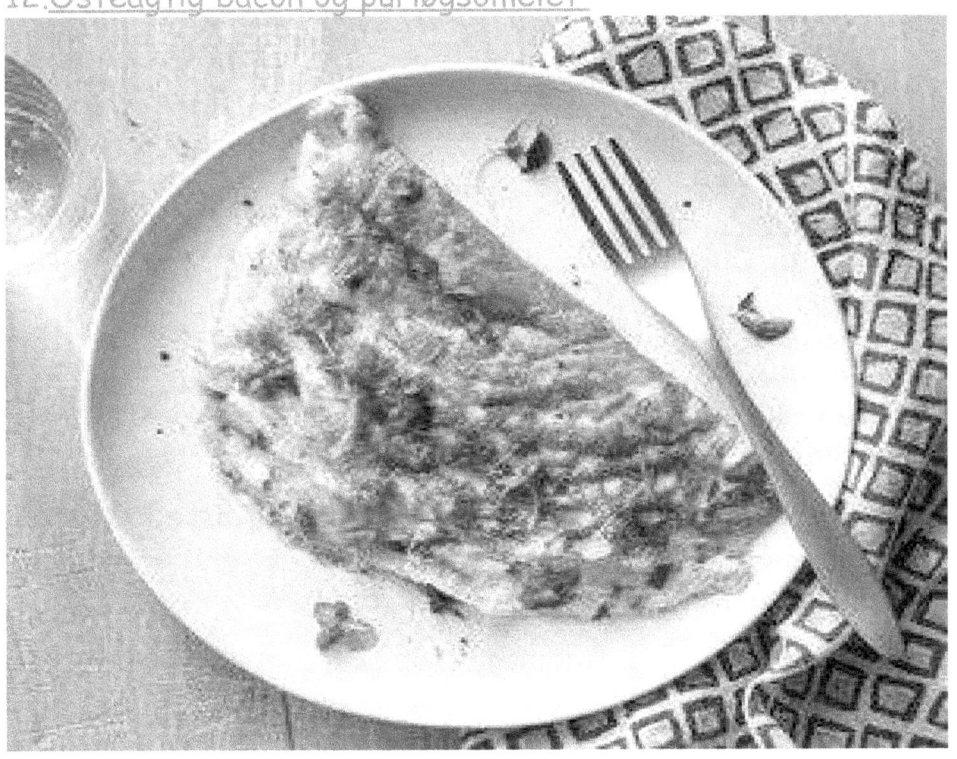

Samlet tid: 30 MIN Server: 1

INGREDIENSER:
- 2 æg, store
- Salt og peber
- 1 tsk baconfedt
- 1 oz cheddarost
- 2 skiver bacon, kogt
- 2 stilke purløg

INSTRUKTIONER:
- Pisk æg sammen og tilsæt peber og salt efter smag. Hak purløg og revet ost.
- Varm stegepanden op og kog baconfedt til det er varmt.
- Tilsæt æg i gryden og top med purløg. Kog indtil kanterne begynder at sætte sig, tilsæt derefter bacon og steg i 30-60 sekunder.
- Tilsæt ost og et par ekstra purløg. Brug en spatel til at folde på midten. Tryk for at forsegle og vend.
- Server straks.

ERNÆRING: Kalorier 463 | Fedt i alt 39g | Netto kulhydrater: 1g | Protein 24g | Fiber 0g)

13. Pizza vafler

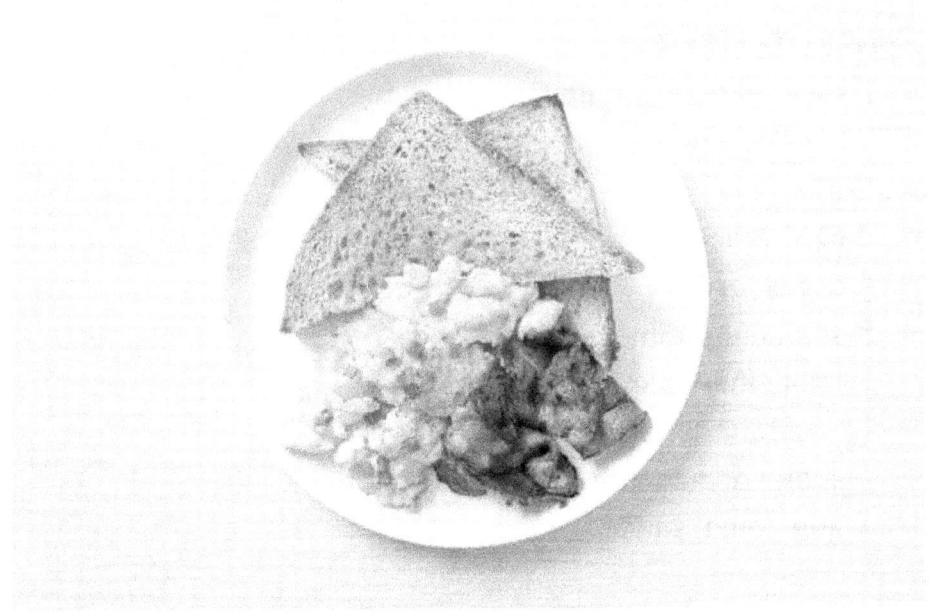

Samlet tid: 30 MIN Server: 2

INGREDIENSER:
- 1 spsk psylliumskaller
- 1 tsk bagepulver
- Salt
- 3 oz cheddarost
- 4 æg, store
- 3 spsk mandelmel
- 1 spsk smør, økologisk
- 1 tsk italiensk krydderi
- 4 spsk parmesanost
- ½ kop tomatsauce

INSTRUKTIONER:
- Kom alle ingredienser i en skål undtagen ost og tomatsauce. Brug en røremaskine eller stavblender til at blande, indtil blandingen er tyk.
- Varm vaffeljern op og brug blandingen til at lave to vafler.
- Læg vafler på en beklædt bageplade og top med tomatsauce og ost (del jævnt). Steg i 3 minutter, eller indtil osten er smeltet.
- Tjene.

ERNÆRING: Kalorier 525,5 | Fedt i alt 41,5 g | Netto kulhydrater: 5g | Protein 29g | Fiber 5,5 g)

14. Ansjos, spinat og asparges omelet

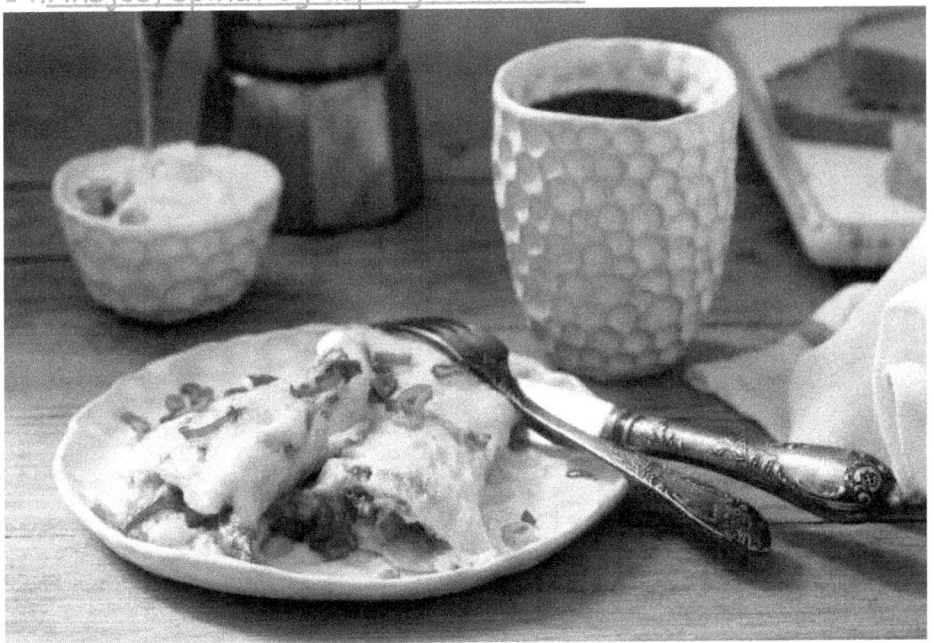

Samlet tid: 23 MIN| Server: 2

INGREDIENSER:

- 2 oz ansjoser i olivenolie
- 2 økologiske æg
- 3/4 kop spinat
- 4 marinerede asparges
- Keltisk havsalt
- Friskkværnet sort peber
-

INSTRUKTIONER:

- Forvarm ovnen til 375 F.
- I bunden af bradepanden lægges ansjoserne.
- Pisk æggene i en skål og hæld ovenpå fisken. Kom spinaten og de hakkede asparges ovenpå.
- Smag til med salt og peber efter smag.
- Bages i forvarmet ovn i cirka 10 minutter.
- Serveres varm.

ERNÆRING: Kalorier 83 | Fedt i alt 4,91 g | Netto kulhydrater: 2,28g | Protein 7,5 g)

15.Efterår Zero-Belly Græskarbrød

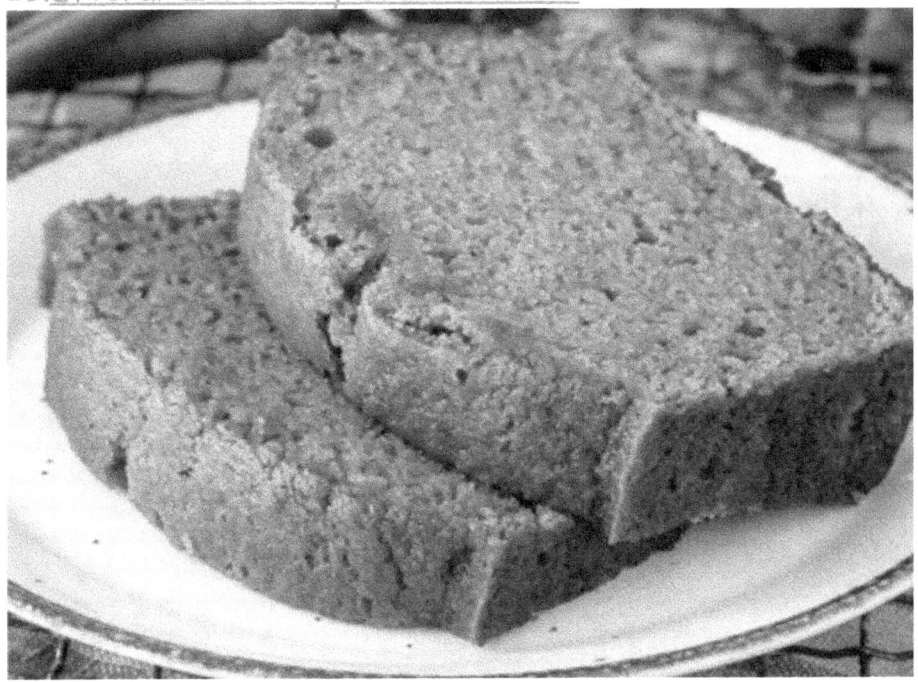

Samlet tid: 1 TIME 30 MIN| Server: 2

INGREDIENSER:
- 3 æggehvider
- 1/2 kop kokosmælk
- 1 1/2 kop mandelmel
- 1/2 kop græskarpuré
- 2 tsk bagepulver
- 1 1/2 tsk græskartærtekrydderi
- 1/2 tsk Kosher salt
- Kokosolie til smøring

INSTRUKTIONER:
- Forvarm din ovn til 350F. Smør en almindelig brødform med smeltet kokosolie.
- Sigt alle tørre ingredienser i en stor skål.
- I en anden skål tilsættes græskarpuré og kokosmælk og blandes godt. Pisk æggehviderne i en separat skål. Vend æggehvider i og vend forsigtigt i dejen.
- Fordel dejen i den tilberedte brødform.
- Bag brødet i 75 minutter. Når brødet er klar, tages det ud af ovnen og køles af.
- Skær og server.

ERNÆRING: Kalorier 197 | Fedt i alt 16g | Netto kulhydrater: 8,18g | Protein 7,2 g)

16.Frozen Zero-Belly ccino

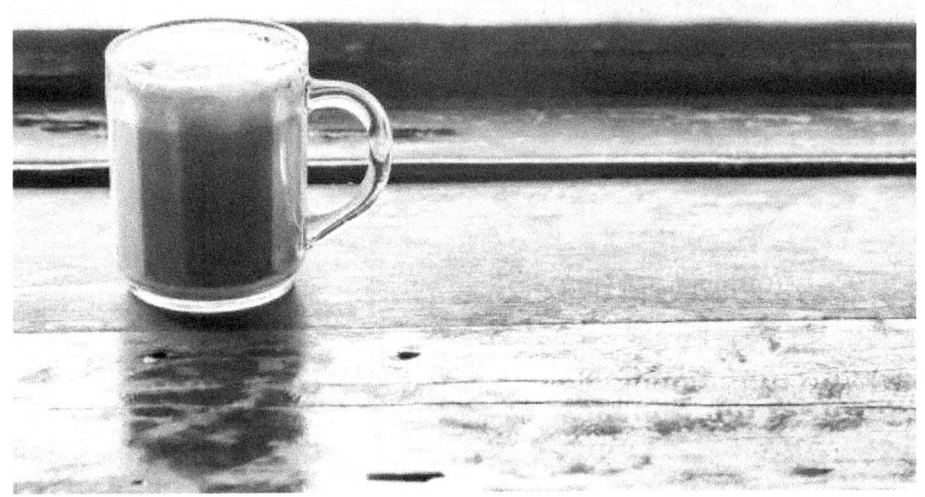

Samlet tid: 10 MIN Server: 1

INGREDIENSER:
- 1 kop kold kaffe
- 1/3 kop tung fløde
- 1/4 tsk xanthangummi
- 1 tsk ren vaniljeekstrakt
- 1 spsk xylitol
- 6 isterninger
-

INSTRUKTIONER:
- Kom alle ingredienserne i din blender.
- Blend indtil alle ingredienser er godt blandet og bliver glat.
- Server og nyd.

ERNÆRING: Kalorier 287 | Fedt i alt 29g | Netto kulhydrater: 2,76g | Protein 1,91 g)

17. Søde og cremede æg

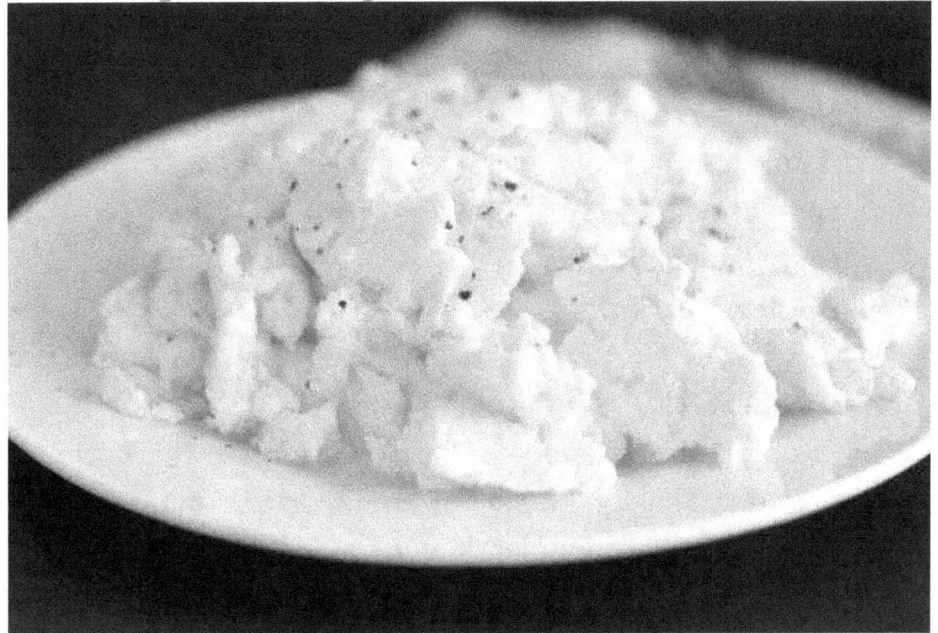

Samlet tid: 17 MIN| Server: 1

INGREDIENSER:
- 2 økologiske æg
- 1/3 kop tung fløde, gerne økologisk
- ½ spsk stevia
- 2 spsk økologisk smør
- 1/8 tsk kanel, stødt

INSTRUKTIONER:
- Pisk æg, piskefløde og sødemiddel i en lille skål.
- Smelt det økologiske smør i en gryde ved middel varme og hæld derefter æggeblandingen i.
- Rør og kog, indtil æggene begynder at tykne, og kom derefter over i en skål.
- Drys med kanel på toppen inden servering.

ERNÆRING: Kalorier 561 | Fedt i alt 53,6 g | Netto kulhydrater: 6,4g | Protein 15 g)

18. Zero-Belly Havregryn

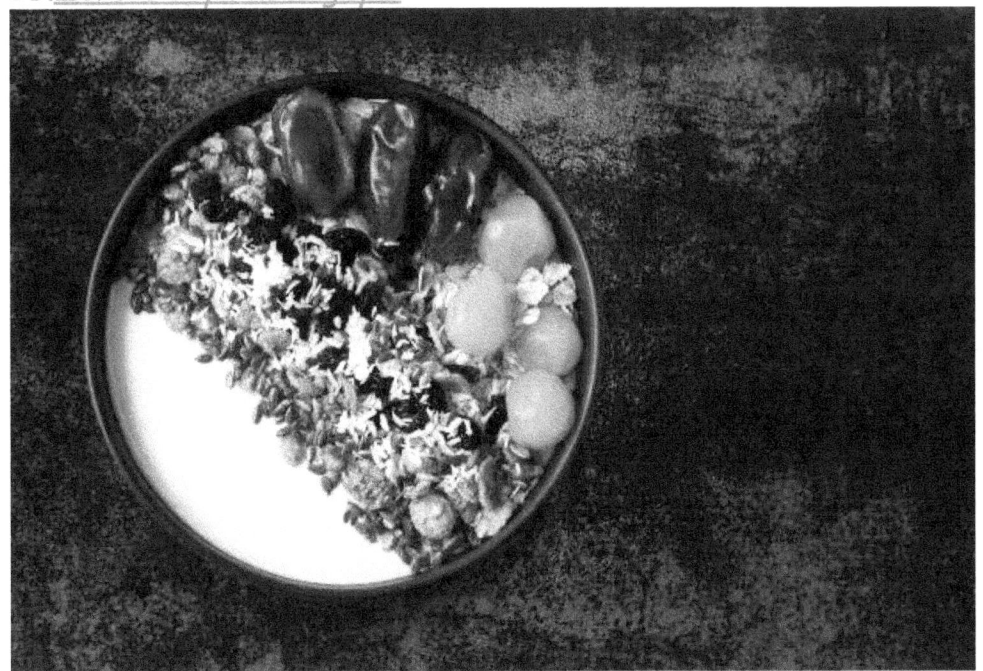

Samlet **tid** : 20 min **Server: 5**

INGREDIENSER:
- 1/3 kop mandler, i flager
- 1/3 kop usødede kokosflager
- ¼ kop chiafrø
- 2 spsk erythritol
- ¼ kop kokos, revet, usødet
- 1 kop mandelmælk
- 1 tsk vanilje, uden sukker
- 10 dråber stevia ekstrakt
- ½ kop kraftig piskefløde, pisket

INSTRUKTIONER:
- Læg mandler og kokosflager i en gryde og rist i 3 minutter, indtil de dufter.
- Placer ristede ingredienser i en skål sammen med chiafrø, erythritol og strimlet kokosnød; blandes sammen for at kombinere.
- Top med mælk og rør rundt. Du kan bruge varm eller kold mælk alt efter hvad du foretrækker.
- Tilsæt vanilje og stevia, rør rundt og stil til side i 5-10 minutter.
- Serveres toppet med flødeskum.

ERNÆRING: Kalorier 277 | Fedt i alt 25,6 g | Netto kulhydrater: 16,4g | Protein 5,5 g | Fiber: 7,5 g)

19. Cheddarost overtrukket med dej

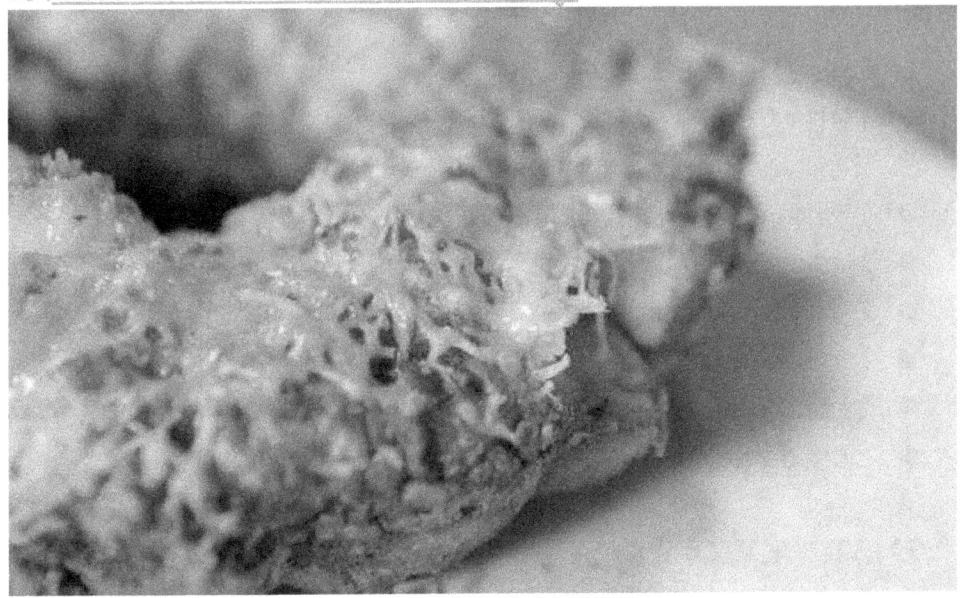

Samlet tid: 23 MIN| Server: 1

INGREDIENSER:
- 1 stort æg
- 2 skiver cheddarost
- 1 tsk malede valnødder
- 1 tsk stødt hørfrø
- 2 tsk mandelmel
- 1 tsk hampefrø
- 1 spsk olivenolie
- Salt og peber efter smag

INSTRUKTIONER:
- I en lille skål piskes et æg sammen med salt og peber.
- Varm en spiseskefuld olivenolie i en stegepande, ved middel varme.
- I en separat skål blandes de malede hørfrø med de malede valnødder, hampefrø og mandelmel.
- Beklæd cheddarskiverne med æggemassen, rul derefter i den tørre blanding og steg osten i cirka 3 minutter på hver side. Serveres varm.

ERNÆRING: Kalorier 509 | Fedt i alt 16g | Netto kulhydrater: 2g | Protein 21g)

20. Osteagtig kogt æg

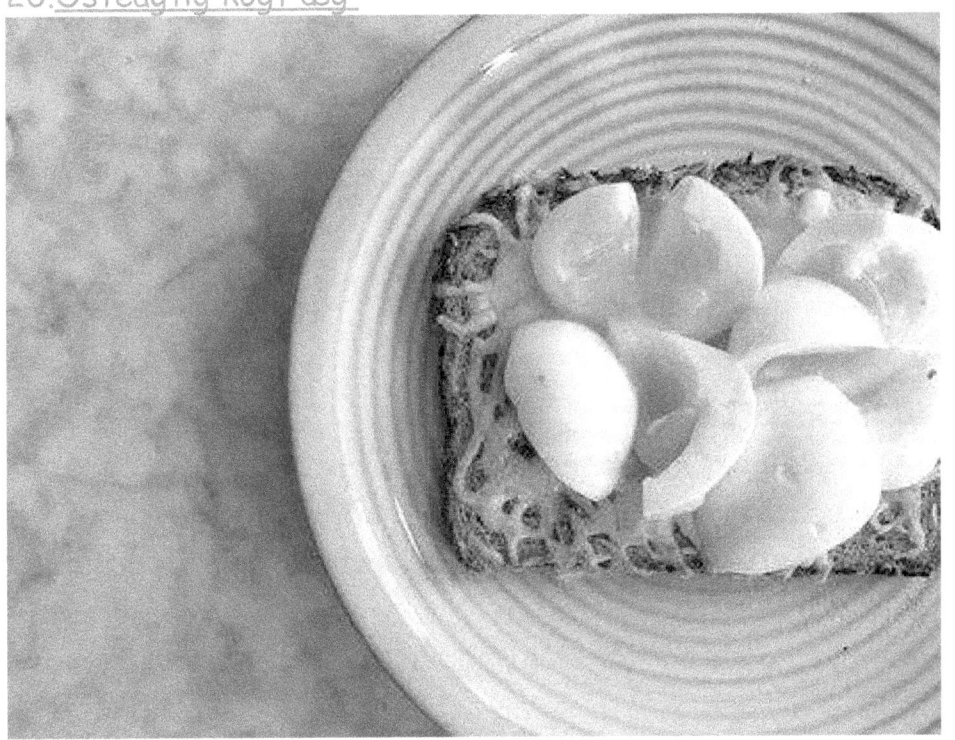

Samlet tid: 27 MIN| Server: 2

INGREDIENSER:
- 3 æg
- 2 spsk mandelsmør, uden omrøring
- 2 spsk flødeost, blødgjort
- 1 tsk piskefløde
- Salt og peber efter smag

INSTRUKTIONER:
- I en lille gryde koges æggene hårdt.
- Når de er klar, vask æggene med koldt vand, pil og hak dem. Læg æg i en skål; tilsæt smør, flødeost og piskefløde.
- Bland godt og tilsæt salt og peber efter smag. Tjene.

ERNÆRING: Kalorier 212 | Fedt i alt 19g | Netto kulhydrater: 0,75 g | Protein 7g)

21. Mahón Kale Pølse Omelet Pie

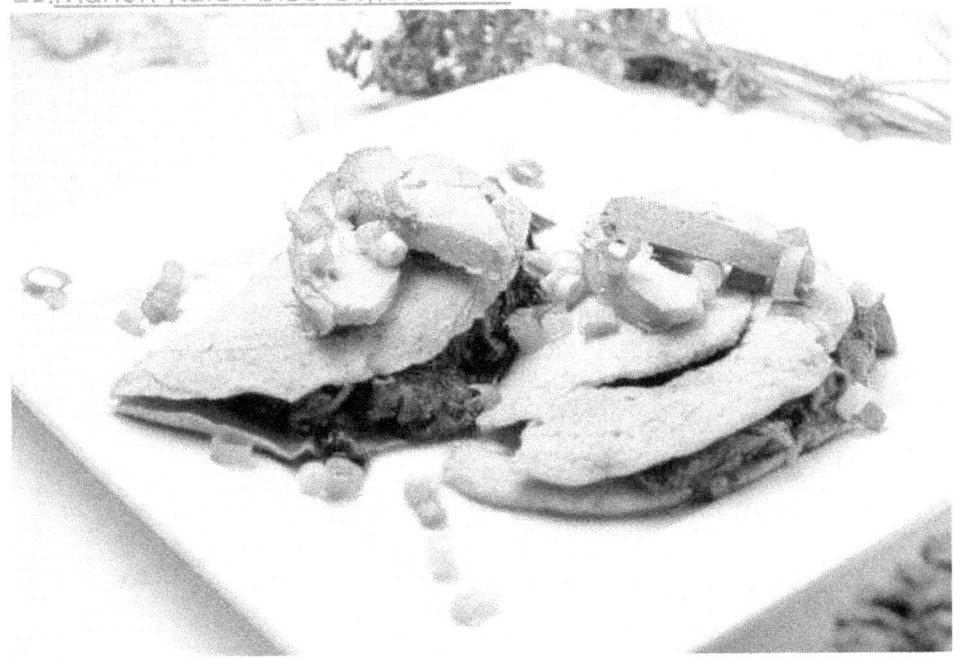

Samlet tid: 40 min Servering: 8)

INGREDIENSER:

- 3 kyllingepølser
- 2 1/2 dl champignon, hakket
- 3 kopper frisk spinat
- 10 æg
- 1/2 tsk sort peber og sellerifrø
- 2 tsk varm sauce
- 1 spsk hvidløgspulver
- Salt og peber efter smag
- 1 1/2 kopper Mahón ost (eller cheddar)

INSTRUKTIONER:

- Forvarm ovnen til 400 F.
- Hak champignon og kyllingepølse tyndt og kom dem i en støbejernsgryde. Kog ved middelhøj varme i 2-3 minutter.
- Mens pølserne koger, hak spinat, og tilsæt derefter spinat og svampe i gryden.
- I mellemtiden blandes æg med sort peber og sellerifrø, krydderier og varm sauce i en skål. Rør hele blandingen godt sammen.
- Bland din spinat, svampe og pølser, så spinaten kan visne helt. Smag til med salt og peber efter smag.
- Til sidst tilsættes osten på toppen.
- Hæld æg over blandingen og rør godt sammen.
- Rør blandingen i et par sekunder, og sæt derefter din stegepande i ovnen. Bag i 10-12 minutter, og steg derefter toppen i 4 minutter.
- Lad køle lidt, skær i 8 skiver og server varm.

ERNÆRING: Kalorier 266 | Fedt i alt 17g | Netto kulhydrater: 7g | Protein 19 g)

22. Monterey Bacon-Scalions omelet

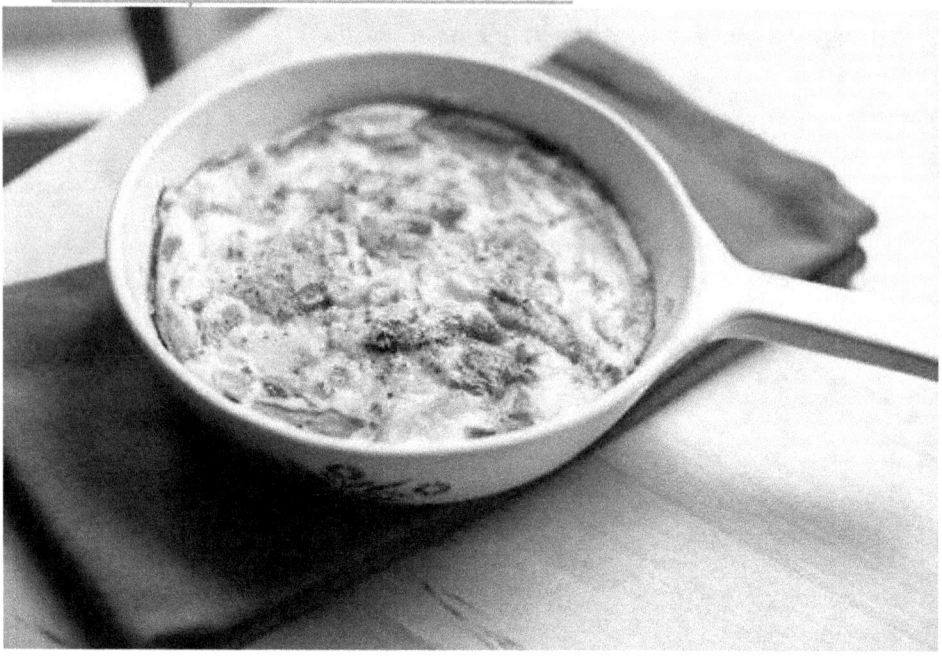

Samlet tid: 30 MIN Server: 2

INGREDIENSER:
- 2 æg
- 2 skiver kogt bacon
- 1/4 kop spidskål, hakket
- 1/4 kop Monterey Jack ost
- Salt og peber efter smag
- 1 tsk svinefedt

INSTRUKTIONER:
- I en stegepande varmes spæk op ved middel-lav varme. Tilsæt æg, spidskål og salt og peber efter smag.
- Kog i 1-2 minutter; tilsæt bacon og sauter 30 - 45 sekunder længere. Sluk for varmen på komfuret.
- Ovenpå baconen lægges en ost. Tag derefter to kanter af omeletten og fold dem på osten. Hold kanterne der et øjeblik, da osten delvist skal smelte. Lav det samme med det andet æg og lad det stege lidt på en varm pande.
- Serveres varm.

ERNÆRING: Kalorier 321 | Fedt i alt 28g | Netto kulhydrater: 1,62g | Protein 14g)

23.Røget kalkunbacon og avocadomuffins

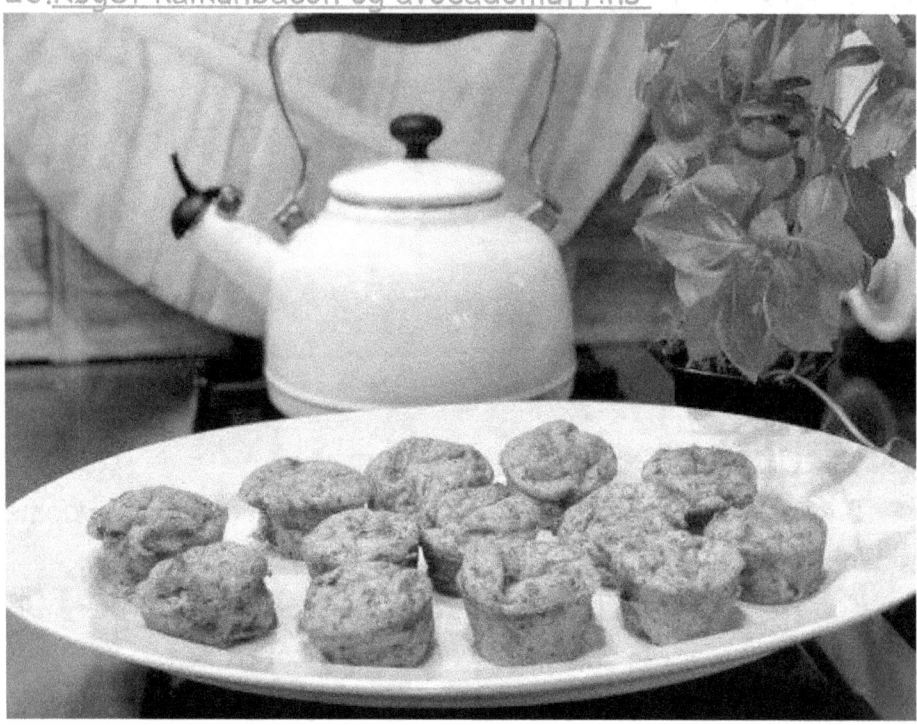

Samlet tid: 45 MIN serverer: 16)

INGREDIENSER:
- 6 skiver røget kalkunbacon
- 2 spsk smør
- 3 forårsløg
- 1/2 kop cheddarost
- 1 tsk bagepulver
- 1 1/2 dl kokosmælk
- 5 æg
- 1 1/2 spsk Metamucil pulver
- 1/2 kop mandelmel
- 1/4 kop hørfrø
- 1 tsk hakket hvidløg
- 2 tsk tørret persille
- 1/4 tsk rød chilipulver
- 1 1/2 spsk citronsaft
- Salt og peber efter smag
- 2 mellemstore avocadoer

INSTRUKTIONER:
- Forvarm ovnen til 350 F.
- I en stegepande ved middel-lav varme steges baconen med smør, indtil den er sprød. Tilsæt forårsløg, ost og bagepulver.
- I en skål blandes kokosmælk, æg, Metamucil-pulver, mandelmel, hør, krydderier og citronsaft sammen. Sluk for varmen og lad afkøle. Smuldr derefter baconen og tilsæt alt fedtet til æggeblandingen.
- Rens og hak avocadoen og vend i blandingen.

- Mål dejen op i en cupcake-bakke, der er blevet sprøjtet eller smurt med nonstick-spray, og bag i 25-26 minutter.
- Når den er klar, lad den køle af og server varm eller kold.

ERNÆRING: Kalorier 184 | Fedt i alt 16g | Netto kulhydrater: 5,51g | Protein 5,89 g)

24. Chorizo morgenpeber

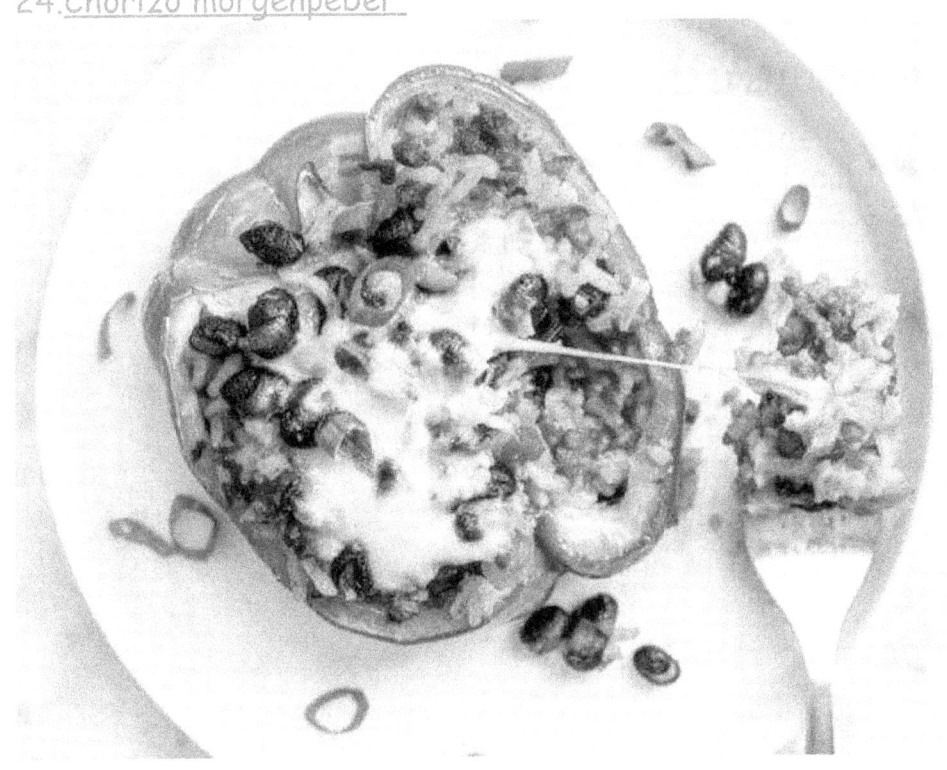

Samlet tid: 25 MIN Server: 2

INGREDIENSER:
- ½ spsk ghee
- 1 løg, hakket
- 2 fed hvidløg
- 6 økologiske æg
- ¼ kop mandelmælk, usødet
- 1 kop cheddarost, revet
- Salt og peber efter smag
- 3 store peberfrugter, skåret i to, kernehus og kerner fjernet
- ½ lb. krydret chorizopølse, smuldret

INSTRUKTIONER:
- Indstil ovnen til 350 F.
- Opvarm ghee i en slip-let pande ved middel varme og kog chorizo-smulderne. Sæt til side
- Brug den samme gryde til at tilsætte løg og hvidløg og sauter i et par minutter. Sluk for varmen og stil til side.
- I en skål røres æg, mælk, cheddar sammen og smages til med salt og peber.
- Kom chorizoen i skålen med æggene og rør godt.
- Placer paprikahalvdelene i et ovnsikkert fad fyldt med en ¼ tomme vand.
- Hæld chorizo og æggeblandingen ind i peberfrugterne, og sæt fadet i ovnen for at bage i 35 minutter.
- Serveres varm.

ERNÆRING: Kalorier 631 | Fedt i alt 46g | Netto kulhydrater: 13g | Protein 44g | Fiber: 3,5 g)

25.Cremet Chocó & Avocado Mousse

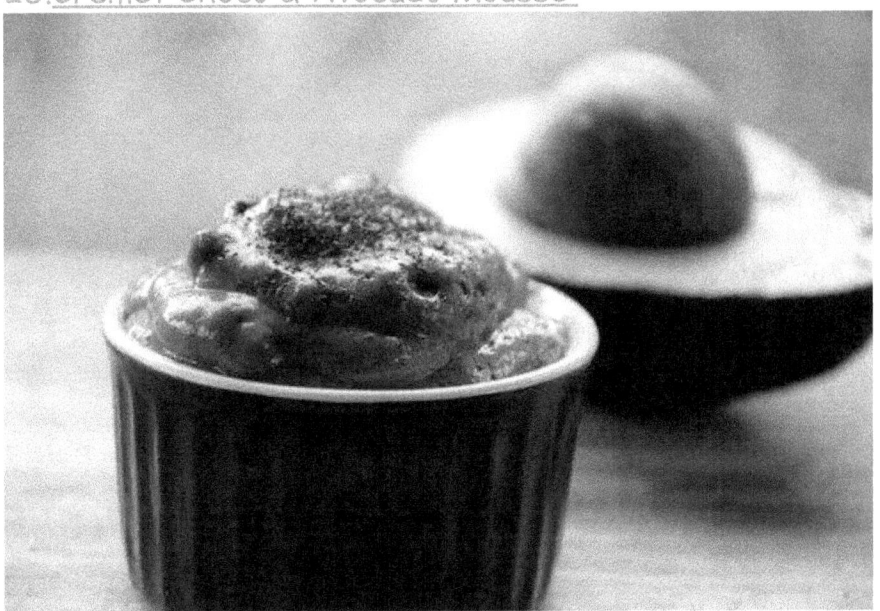

Samlet tid: 50 MIN Server: 2

INGREDIENSER:
- 2 modne avocadoer
- 1/3 kop kakaopulver
- ½ tsk chiafrø
- 1 tsk vaniljeekstrakt
- 10 dråber Stevie
- 3 spsk kokosolie

INSTRUKTIONER:
- Kom alle ingredienserne i en blender og blend til det er glat.
- Hæld blandingen i en skål og stil den på køl i 40 minutter eller mere.
- Serveres afkølet.

ERNÆRING: Kalorier 462 | Fedt i alt 46g | Netto kulhydrater: 15g | Protein 6g | Fiber 1,2 g)

26. Flødeost pandekager

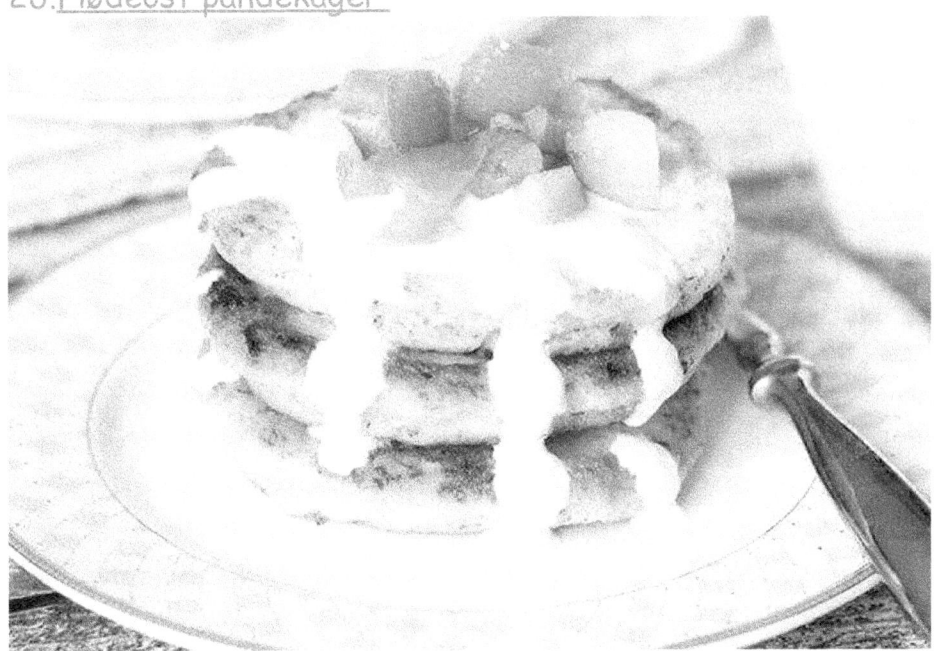

Samlet tid: 30 MIN Server: 2

INGREDIENSER:
- 2 æg
- 1/4 kop flødeost
- 1 spsk kokosmel
- 1 tsk malet ingefær
- 1/2 kop flydende Stevie
- Kokosolie
- Sukkerfri ahornsirup

INSTRUKTIONER:
- I en dyb skål piskes alle ingredienserne sammen, indtil de er glatte.
- Varm en stegepande op med olie på medium-høj. Hæld dejen i og hæld varm olie i.
- Kog på den ene side og vend derefter. Top med en sukkerfri ahornsirup og server.

ERNÆRING: Kalorier 170 | Fedt i alt 13g | Netto kulhydrater: 4g | Protein 6,90 g)

27. Vesuv røræg med Provolone

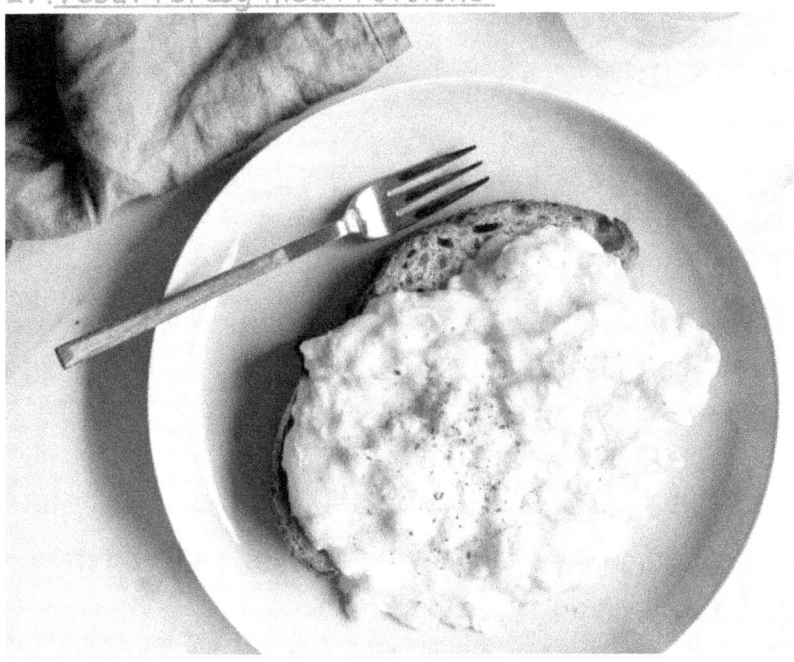

Samlet tid: 15 MIN Server: 2

INGREDIENSER:
- 2 store æg
- 3/4 kop Provolone ost
- 1,76 oz. lufttørret salami
- 1 tsk frisk rosmarin (hakket)
- 1 spsk olivenolie
- Salt og peber efter smag
-

INSTRUKTIONER:
- Steg den hakkede salami i en lille pande med olivenolie.
- I mellemtiden piskes æggene i en lille skål, og tilsæt derefter salt, peber og frisk rosmarin.
- Tilsæt provolone-osten og bland godt med en gaffel.
- Hæld æggeblandingen i gryden med salami og kog i cirka 5 minutter. Serveres varm.

ERNÆRING: Kalorier 396 | Fedt i alt 32,4g | Netto kulhydrater: 2,8g | Protein 26,1g | Fiber: 0,3 g)

28.Yndige græskar hørfrø muffins

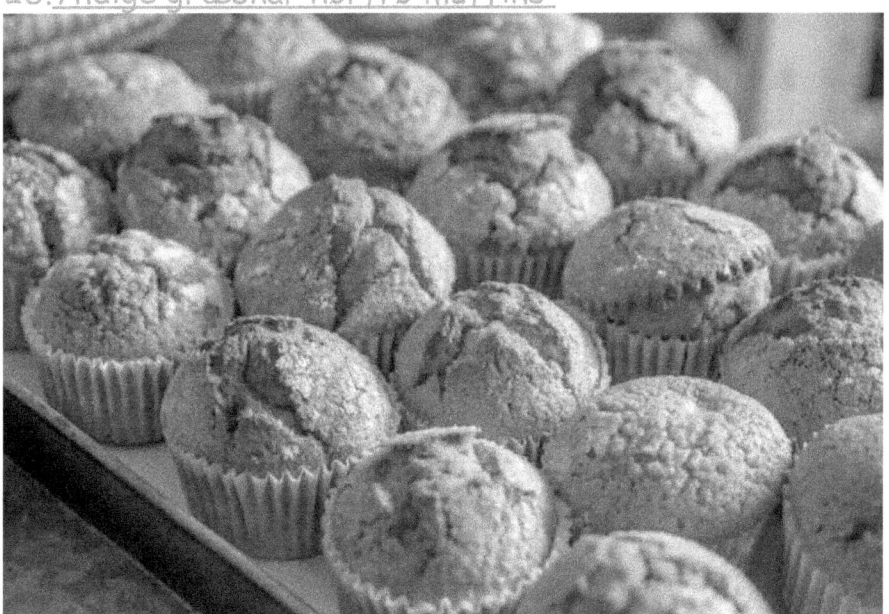

Samlet tid: 25 MIN Server: 2

INGREDIENSER:
- 1 æg
- 1 1/4 kopper hørfrø (kværnet)
- 1 kop græskarpuré
- 1 spsk græskartærtekrydderi
- 2 spsk kokosolie
- 1/2 kop sødemiddel efter eget valg
- 1 tsk bagepulver
- 2 tsk kanel
- 1/2 tsk æblecidereddike
- 1/2 tsk vaniljeekstrakt
- Salt efter smag

INSTRUKTIONER:
- Forvarm din ovn til 360 F.
- Kværn først hørfrøene i flere sekunder.
- Kom alle de tørre ingredienser sammen og rør rundt.
- Tilsæt derefter din græskarpuré og bland for at kombinere.
- Tilsæt vaniljeekstrakt og græskarkrydderi.
- Tilsæt kokosolie, æg og æbleeddike. Tilsæt sødemiddel efter eget valg og rør igen.
- Tilføj en dynge spiseskefuld dej til hver foret muffin eller cupcake og top med nogle græskarkerner.
- Bages i cirka 18 - 20 minutter. Serveres varm.

ERNÆRING: Kalorier 43| Fedt i alt 5,34 g | Netto kulhydrater: 3g | Protein 1g | Fiber: 1 g)

29. Bagt skinke og grønkålsrøræg

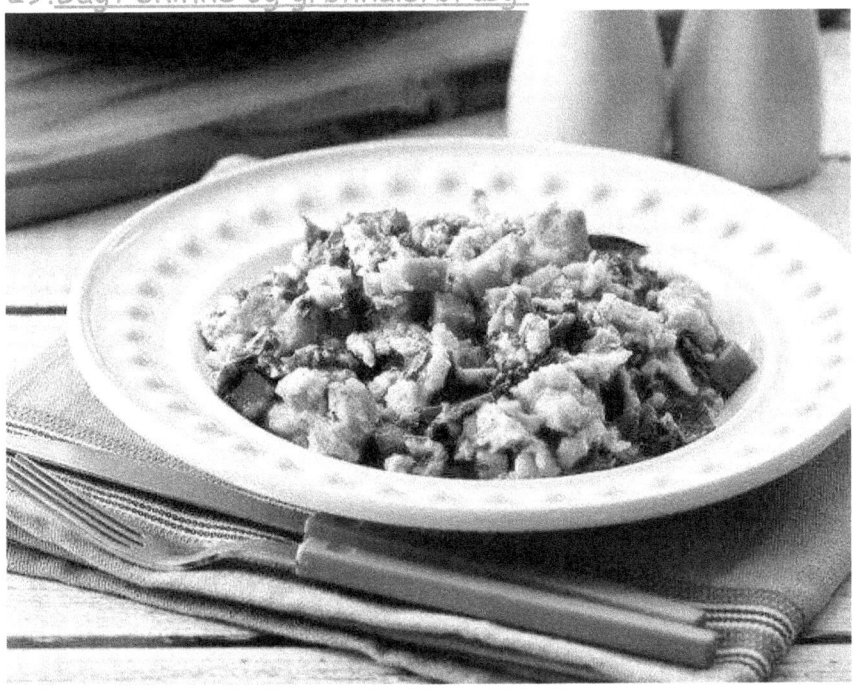

Samlet tid: 40 min Server: 2

INGREDIENSER:
- 5 ounce skinke i tern
- 2 mellemstore æg
- 1 grønt løg, finthakket
- 1/2 dl grønkålsblade, hakket
- 1 fed hvidløg, knust
- 1 grøn chili, finthakket
- 4 færdigristede peberfrugter
- Knip cayennepeber
- 1 spsk olivenolie
- 1/2 dåse vand

INSTRUKTIONER:
- Forvarm ovnen til 360 F.
- Varm olien op i en lille ovnfast bradepande. Tilsæt grønne løg og steg i 4-5 minutter, indtil de er bløde.
- Rør hvidløg og chili i, og steg et par minutter mere.
- Tilsæt 1/2 kop vand. Krydr godt og rør den færdigristede peberfrugt og skinke i. Bring det i kog og kog i 10 minutter.
- Tilsæt grønkålen, rør rundt for at visne.
- I en lille skål piskes æggene med en knivspids cayenne og hældes i en stegepande sammen med de øvrige ingredienser.
- Overfør bradepanden til ovnen og bag i 10 minutter.
- Serveres varm.

ERNÆRING: Kalorier 251| Fedt i alt 15,74 g | Netto kulhydrater: 3,8g | Protein 22g | Fiber: 0,8 g)

30.Omelet med paprika og skinke

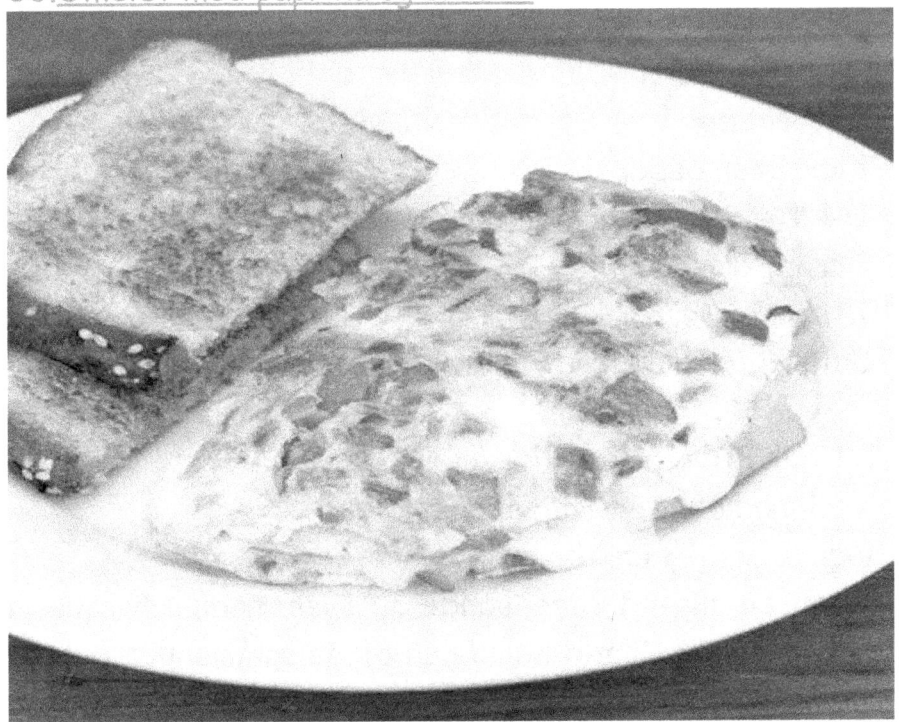

Samlet tid: 30 MIN Server: 2

INGREDIENSER:

- 4 store æg
- 1 kop grøn peber, hakket
- 1/4 lb skinke, kogt og skåret i tern
- 1 grønt løg, i tern
- 1 tsk kokosolie
- Salt og friskkværnet peber efter smag

INSTRUKTIONER:

- Vask og hak grøntsager. Sæt til side.
- Pisk æggene i en lille skål. Sæt til side.
- Varm en slip-let stegepande op over medium varme og tilsæt kokosolie. Hæld halvdelen af de sammenpiskede æg i gryden.
- Når ægget er delvist stivnet, tilsæt halvdelen af grøntsagerne og skinken til halvdelen af omeletten og steg videre, indtil ægget er næsten helt stivnet.
- Fold den tomme halvdel over toppen af skinken og grøntsagerne med en spatel.
- Kog i 2 minutter mere og server derefter.
- Serveres varm.

ERNÆRING: Kalorier 225,76 | Fedt i alt 12g | Netto kulhydrater: 6,8g | Protein 21,88g | Fiber: 1,4 g)

31. Chia mel pandekager

Samlet tid: 25 MIN Server: 6

INGREDIENSER:
- 1 kop chiamel
- 2 tsk sødemiddel efter eget valg
- 1 æg, pisket
- 1 spsk kokossmør eller olie
- 1/2 kop kokosmælk (på dåse)

INSTRUKTIONER:
- Kombiner mel og sødemiddel i en mellemstor skål. Tilsæt æg, mælk og kokossmør. Bland godt, indtil du laver en jævn dej.
- Smør en slip-let stegepande og varm op over medium-høj varme. Smid en bunke spiseskefuld dej på den varme overflade.
- Når der dannes bobler på overfladen af scones, skal du bruge en spatel til at vende dem og derefter stege ca. 2 minutter på hver side.
- Serveres varm.

ERNÆRING: Kalorier 59 | Fedt i alt 3,5 g | Netto kulhydrater: 4,65 g | Protein 2,46g | Fiber: 1,78 g)

32. Chocó Mocha Chia grød

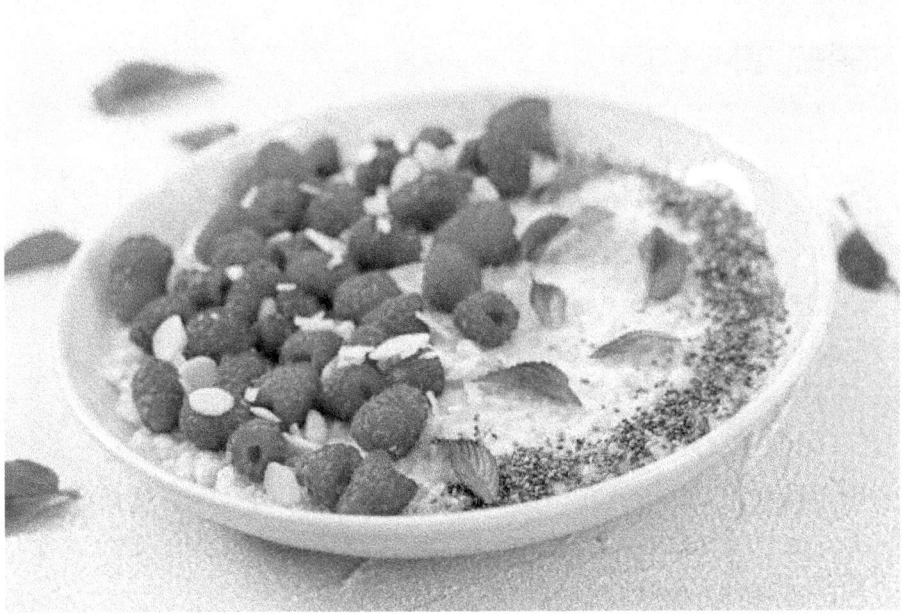

Samlet tid: 35 min Server: 6

INGREDIENSER:
- 3 spsk chiafrø
- 1 kop mandelmælk, usødet
- 2 tsk kakaopulver
- 1/4 kop hindbær, friske eller frosne
- 2 spsk mandler, malede
- Sødemiddel efter eget valg
-

INSTRUKTIONER:
- Bland og rør mandelmælken og kakaopulveret sammen.
- Tilsæt chiafrøene i blandingen.
- Bland godt med en gaffel.
- Stil blandingen i køleskabet i 30 minutter.
- Server med hindbær og malede mandler på toppen (valgfrit)

ERNÆRING: Kalorier 150,15 | Fedt i alt 9,62 g | Netto kulhydrater: 15,2g | Protein 5,47g | Fiber: 11,28 g)

33. Kaffe Hørfrø Drømmemorgenmad

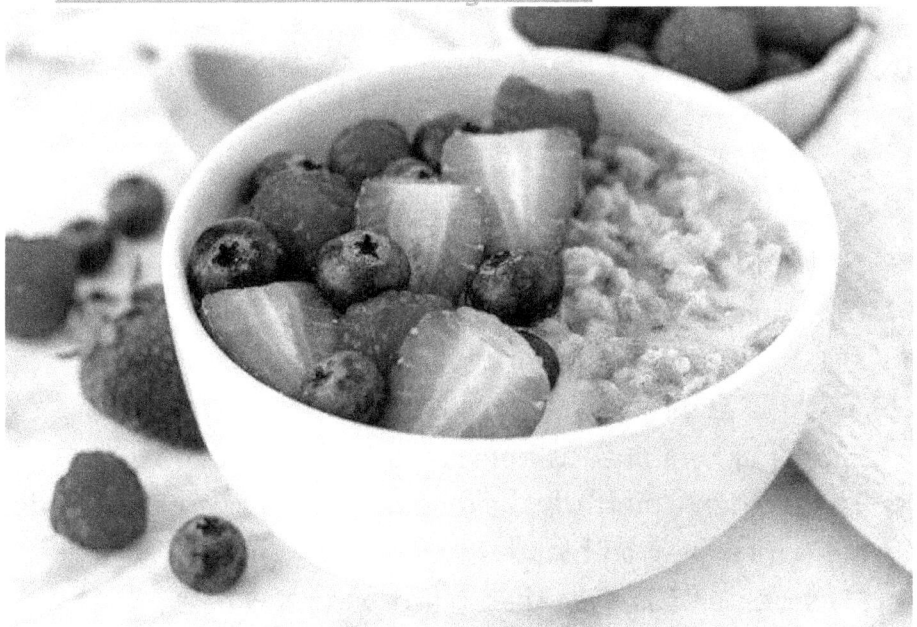

Samlet tid: 10 MIN Server: 1

INGREDIENSER:
- 3 spsk hørfrø, stødt
- 2 1/2 spsk kokosflager, usødet
- 1/2 kop stærk sort kaffe, usødet
- Sødemiddel efter eget valg
- 1/2 kop vand (valgfrit)
-

INSTRUKTIONER:
- I en skål kombineres hørfrø og kokosflagerne.
- Tilsæt den smeltede kokosolie, og hæld derefter den varme kaffe over og bland.
- Hvis den er for tyk, tilsæt lidt vand.
- Til sidst tilsættes sødemidlet efter smag.

ERNÆRING: Kalorier 246,43 | Fedt i alt 22,1g | Netto kulhydrater: 1,52g | Protein 1,48g | Fiber: 0,9 g)

34.Crimini svamp med kogte æg morgenmad

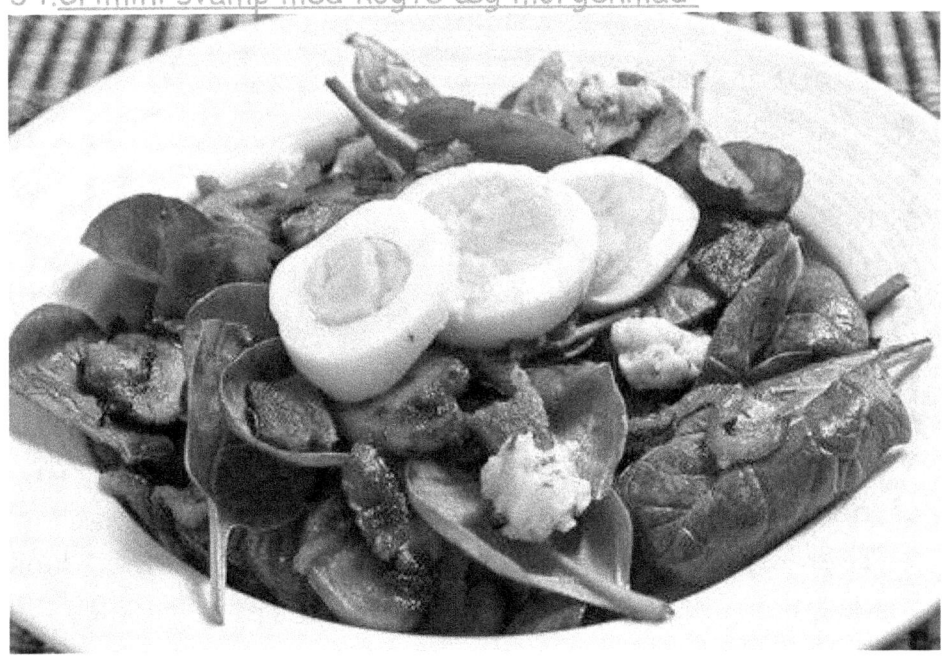

Samlet tid: 25 MIN Server: 6

INGREDIENSER:

- 14 crimini svampe, fint hakkede
- 8 store æg, hårdkogte, hakket
- 6 skiver bacon eller pancetta
- 1 forårsløg i tern
- Salt og kværnet sort peber efter smag

INSTRUKTIONER:

- I en stegepande koges bacon. Gem et baconfedt i gryden. Hak baconstykker og stil til side.
- I en dyb gryde, hårdkog æggene. Når den er klar, vaskes, rengøres, pilles og skæres i mundrette stykker.
- I en stegepande steges forårsløget med det resterende baconfedt ved middelhøj varme.
- Tilsæt Crimini-svampene og sauter yderligere 5-6 minutter.
- Blend æg, bacon og kog sammen. Juster salt og kværnet sort peber efter smag.
- Tjene.

ERNÆRING: Kalorier 176,15 | Fedt i alt 13,38g | Netto kulhydrater: 2,43g | Protein 11,32g | Fiber: 1,5 g)

35. Æggehvide og spinat omelet

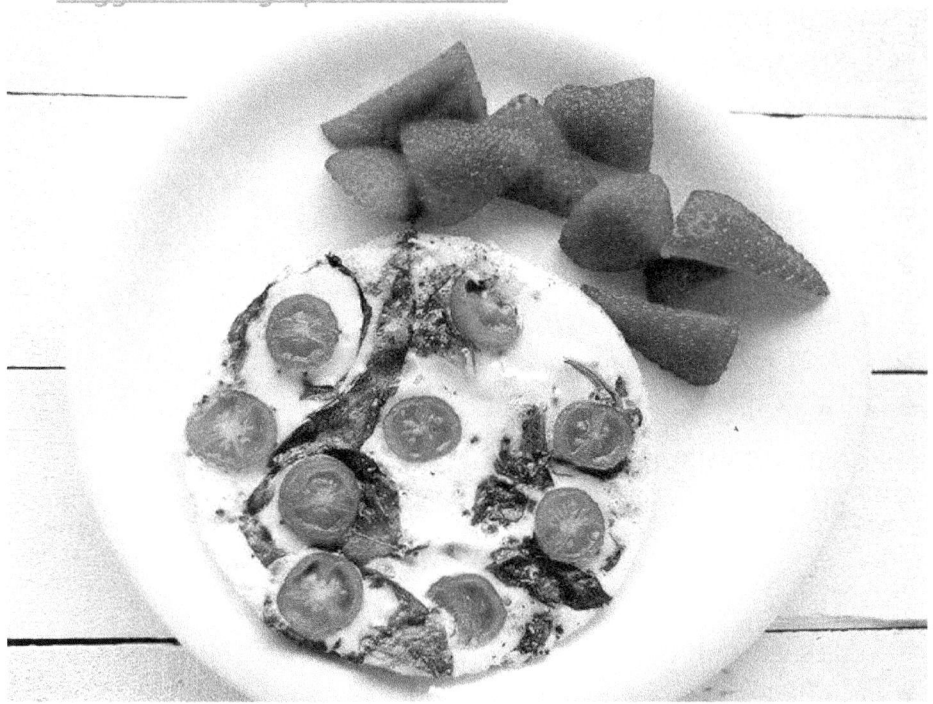

Samlet tid: 25 MIN Server: 2

INGREDIENSER:
- 5 æggehvider
- 2 spsk mandelmælk
- 1 zucchini, revet
- 1 kop spinatblade, friske
- 2 spsk forårsløg, hakket
- 2 fed hvidløg
- Olivenolie
- Basilikumblade, friske, hakket
- Salt og kværnet sort peber efter smag

INSTRUKTIONER:
- Vask og hak grøntsagerne
- I en skål piskes æggehviderne og mandelmælken.
- I en smurt bradepande med olivenolie koger du grøntsagerne (spinat, zucchini og forårsløg) i blot et til to minutter.
- Læg grøntsagerne på siden, smør panden igen med olivenolie og hæld æggene ved. Kog indtil æggene er faste. Tilsæt grøntsagerne på den ene side og steg i yderligere to minutter. Juster salt og peber efter smag.
- Pynt med basilikumblade og server.

ERNÆRING: Kalorier 70,8 | Fedt i alt 1,56 g | Netto kulhydrater: 5,78g | Protein 11,08g | Fiber: 1,58 g)

SNACKS OG FORRETTER

36. Pancetta og æg

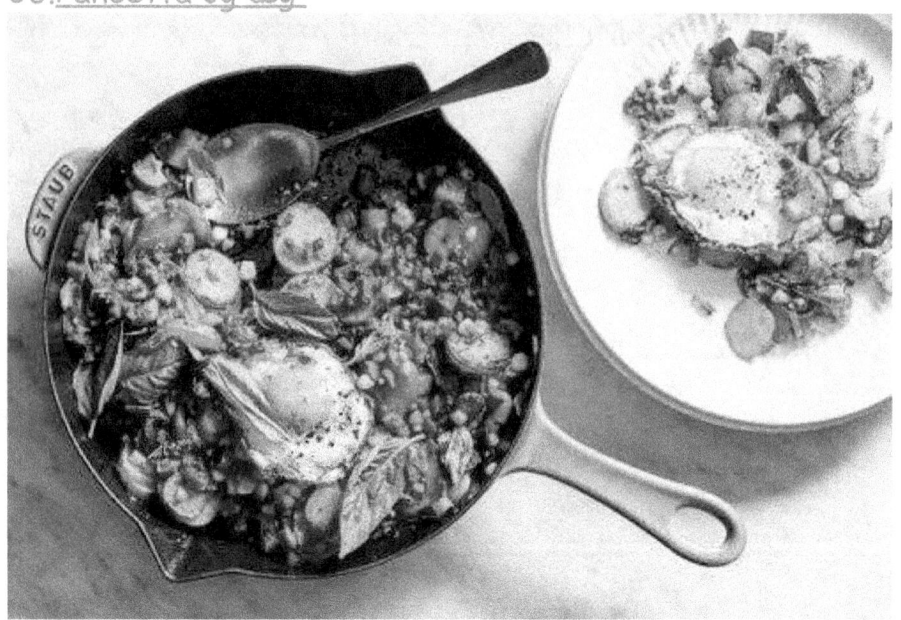

Samlet tid: 25 MIN Server: 4

INGREDIENSER:
- 4 store skiver pancetta
- 2 æg, fritgående
- 1 kop ghee, blødgjort
- 2 spsk mayonnaise
- Salt og friskkværnet sort peber efter smag
- Kokosolie til stegning

INSTRUKTIONER:
- I en smurt non-stick bradepande bages pancetta fra begge sider i 1-2 minutter. Fjern fra ilden og sæt til side.
- I mellemtiden koger du æggene. For at få æggene hårdkogte skal du bruge omkring 10 minutter. Når de er færdige, vaskes æggene godt med koldt vand og skallerne pilles af.
- Læg ghee i en dyb skål og tilsæt de kvarte æg. Mos godt med en gaffel. Smag den til med salt og peber efter smag; tilsæt mayonnaise og bland. Hvis du vil, kan du hælde pancetta-fedtet i. Kombiner og bland godt. Stil skålen i køleskabet i mindst en time.
- Tag æggeblandingen ud af køleskabet og lav 4 lige store kugler.
- Smuldr pancettaen i små stykker. Rul hver kugle i Pancetta crumbles og læg dem på et stort fad.
- Fjern ægget og pancettabomberne i køleskabet i 30 minutter mere. Serveres koldt.

ERNÆRING: Kalorier 238 | Fedt i alt 22g | Netto kulhydrater: 0,5 g | Protein 7,5 g)

37. Zero-Belly Margherita Pizza

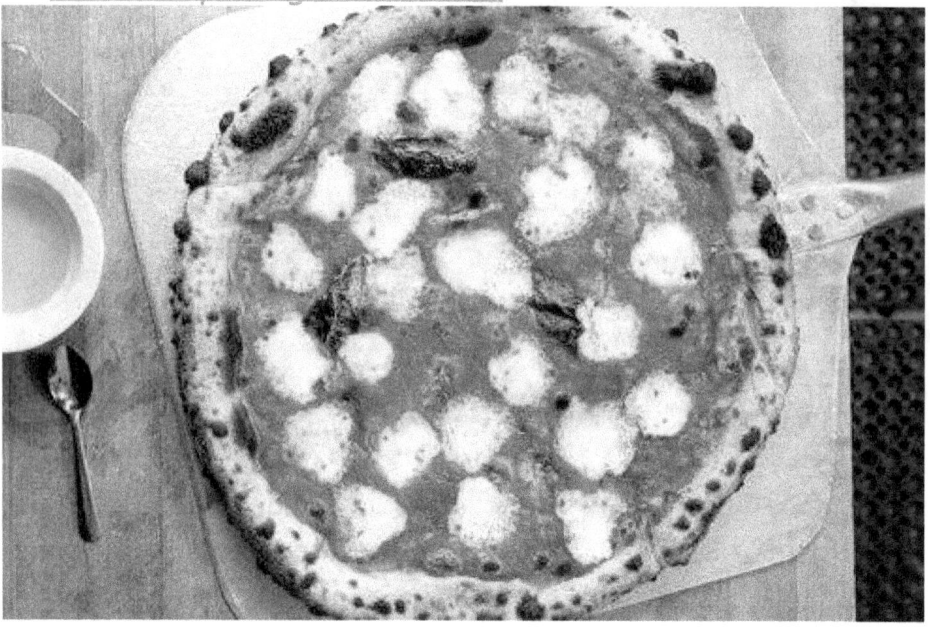

Samlet tid: 20 MIN Server: 2

INGREDIENSER:
TIL SKORPEN:
- 2 økologiske æg
- 2 spsk parmesanost, revet
- 1 spsk psyllium husk pulver
- 1 tsk italiensk krydderi
- ½ tsk salt
- 2 tsk ghee

TIL TOPPINGS:
- 5 basilikumblade, hakket groft
- 2 oz. Mozzarella ost, skåret i skiver
- 3 spsk helt naturlig tomatsauce

INSTRUKTIONER:
- Kom alle ingredienserne til skorpen i en foodprocessor og blend indtil de er godt blandet.
- Hæld blandingen i en varm slip-let-pande og vip for at fordele dejen.
- Kog indtil kanterne er brune. Vend til den anden side og steg i yderligere 45 sekunder. Fjern fra varmen.
- Fordel tomatsaucen ovenpå skorpen, tilsæt mozzarella- og basilikumbladene ovenpå og læg i slagtekyllingen for at smelte osten i 2 minutter.
- Tjene.

ERNÆRING: Kalorier 459 | Fedt i alt 35g | Netto kulhydrater: 3,5 g | protein 27 g)

38. Nem, Peasy, ostepizza

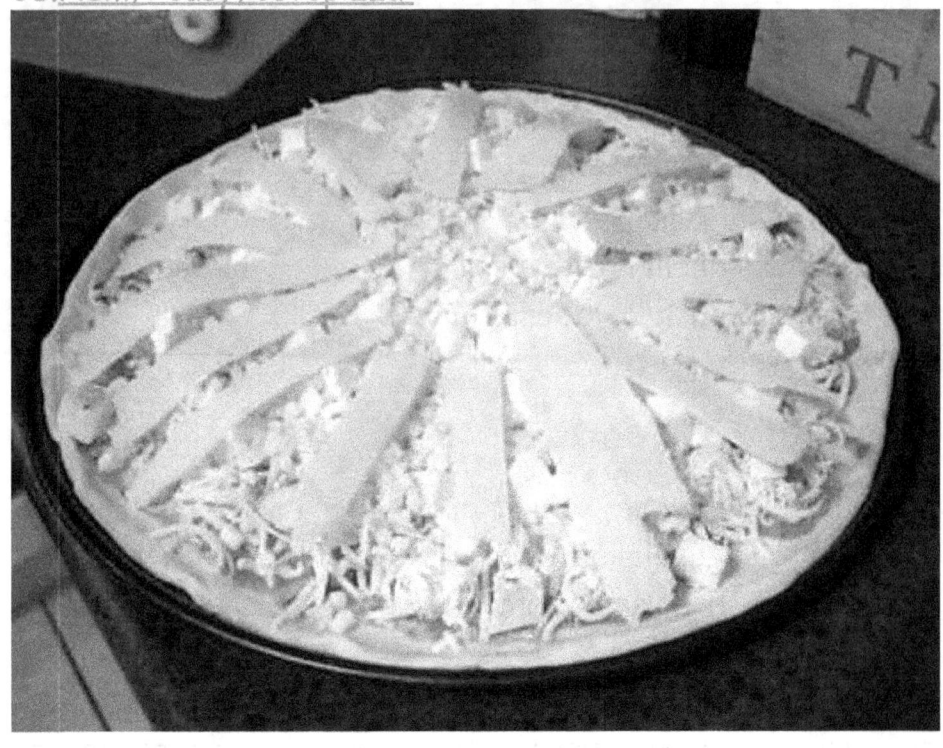

Samlet tid: 35 min Server: 3

INGREDIENSER:
- 2 hele æg
- 1 kop cheddarost, revet
- 1 spsk psylliumskaller
- 3 spsk pesto sauce

INSTRUKTIONER:
- Forvarm ovnen til 350 F.
- Bland æg og ost sammen med psylliumskallet i en skål og rør det godt sammen.
- Læg blandingen på bagepapir og fordel den ganske tyndt. Sæt i ovnen for at stege i 15-20 minutter. Husk at holde øje med den, da den hurtigt bliver brun og sprød i forhold til tykkelsen, lad være med at lave den for tynd.
- Når den er tilberedt, skal du tage den ud af ovnen og placere hvad du ønsker over bunden, såsom pestosauce eller tomatsauce.
- Top med dine yndlingspizza toppings såsom baconskiver, pepperonikylling, frisk tomat og frisk basilikum.

ERNÆRING: Kalorier 335 | Fedt i alt 27g | Netto kulhydrater: 3,2g | Protein 18g)

39. Zero-Belly Trio Queso Quesadilla

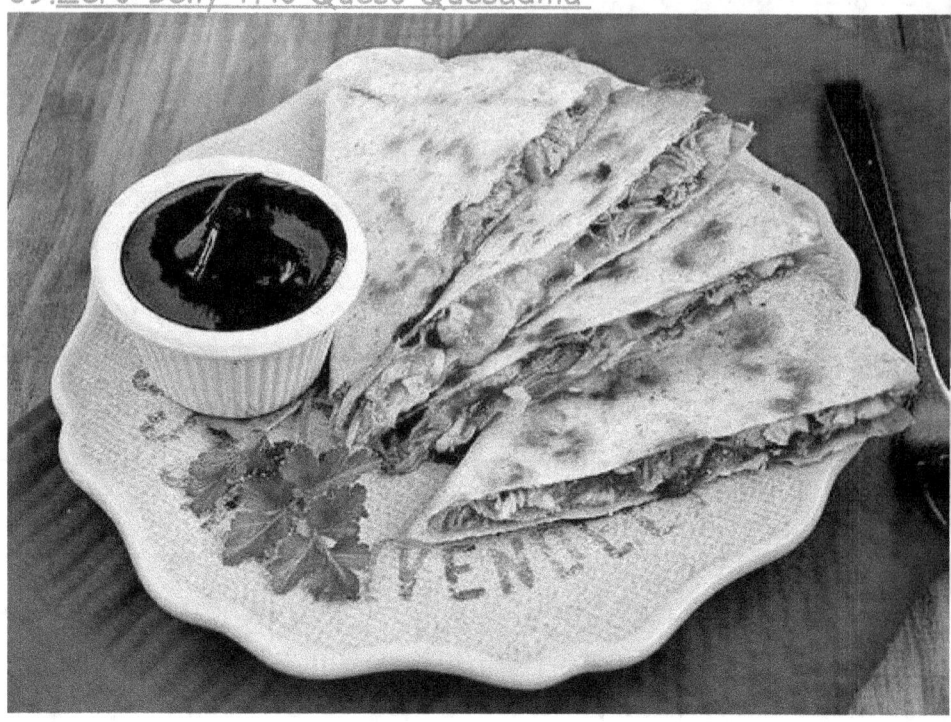

Samlet tid: 20 MIN Server: 1

INGREDIENSER:
- ¼ kop pepper jack ost, revet
- ¼ kop skarp cheddarost, revet
- 1 kop mozzarella ost, ost
- 2 spsk kokosmel
- 1 økologisk æg
- ½ tsk hvidløgspulver
- 1 spsk mandelmælk, usødet

INSTRUKTIONER:
- Indstil ovnen på 350 F.
- Sæt mozzarellaen i mikroovnen i mikrobølgeovnen, indtil den begynder at smelte.
- Lad mozzarellaen køle af, før du tilsætter kokosmel, æg, hvidløgspulver og mælk.
- Rør godt rundt, indtil du opnår en dejagtig konsistens.
- Læg dejen mellem to bagepapir og rul den flad.
- Fjern det øverste bagepapir, overfør dejen til en bageplade, og sæt den i ovnen for at bage i 10 minutter.
- Tag den ud af ovnen og lad den køle af i et par minutter, før du topper med ostene på halvdelen af den tilberedte tortilla.
- Fold på midten og sæt tilbage i ovnen for at stege i 5 minutter, eller indtil osten er smeltet.

ERNÆRING: Kalorier 977 | Fedt i alt 73g | Netto kulhydrater: 12g | Protein 63g)

40. Bacon og ost smeltes

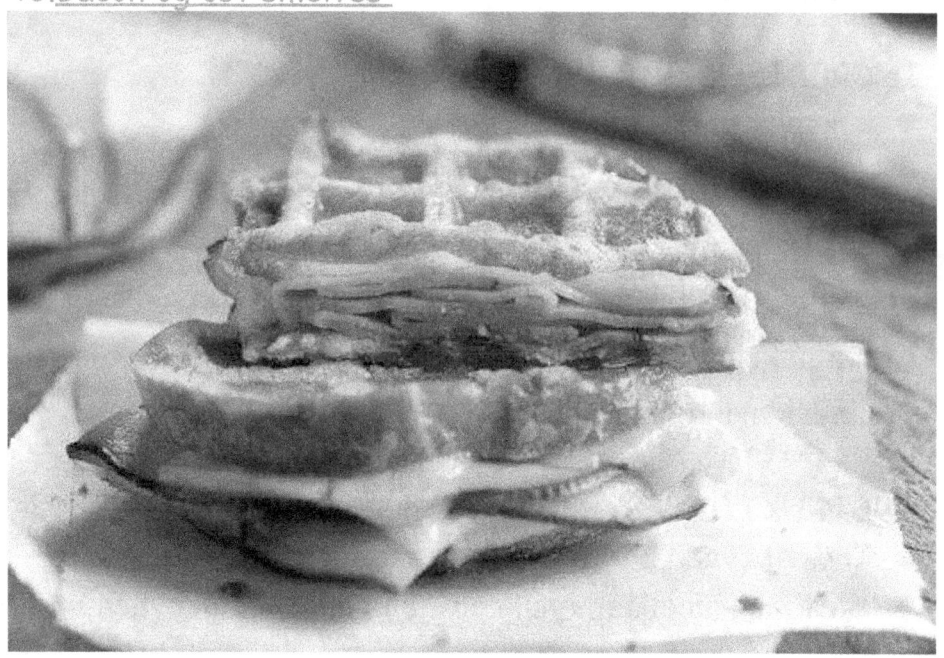

Samlet tid: 15 MIN Server: 2

INGREDIENSER:
- 8 stk snore mozzarella ostestænger
- 8 strimler bacon
- Olivenolie til stegning

INSTRUKTIONER:
- Forvarm din frituregryde til 350 F.
- Pak en ostepind med en strimmel bacon og fastgør den med en tandstik. Gentag indtil du har brugt al bacon og ost.
- Friter ostestængerne i frituregryden i 3 minutter.
- Fjern og læg oven på et køkkenrulle.
- Server med en bladgrøn salat ved siden af.

ERNÆRING: Kalorier 590 | Fedt i alt 50g | Netto kulhydrater: 0g | Protein 34g)

41. BLT rulle

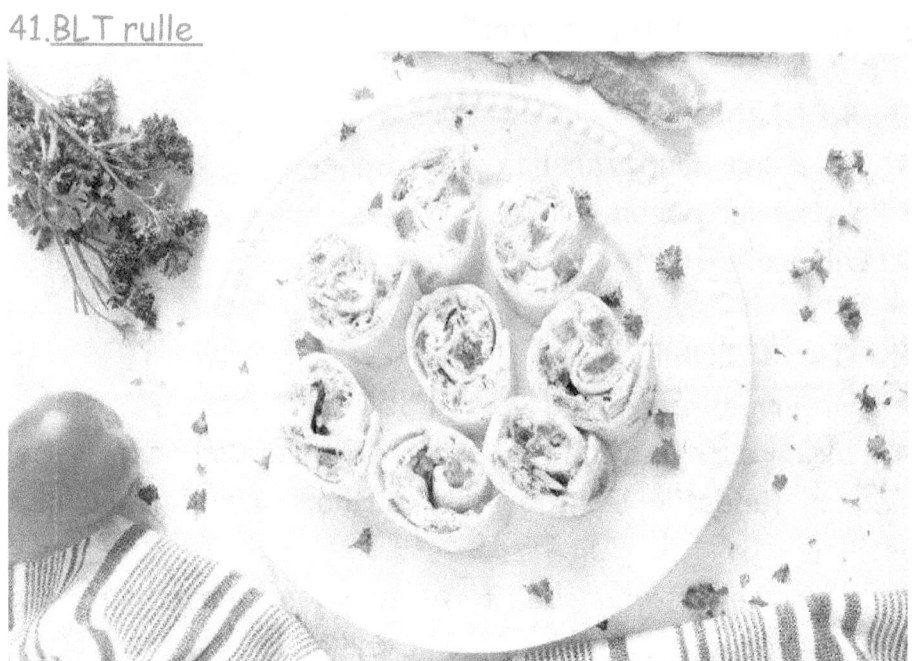

Samlet tid: 10 MIN Server: 1

INGREDIENSER:
- 4 blade, romainesalat
- 4 baconstrimler, kogte og smuldrede
- 4 skiver deli kalkun
- 1 kop cherrytomater skåret i halve
- 2 spsk mayonnaise

INSTRUKTIONER:
- Læg kalkunskiven oven på salatbladene.
- Fordel mayonnaise på kalkunskiven og top med cherrytomater og bacon på toppen.
- Rul salaten og sæt den fast med en tandstik.
- Server straks.

ERNÆRING: Kalorier 382 | Fedt i alt 38,5 g | Netto kulhydrater: 11,5 g | Protein 4,1g | Fiber 6,3 g)

42. Portobello pizza

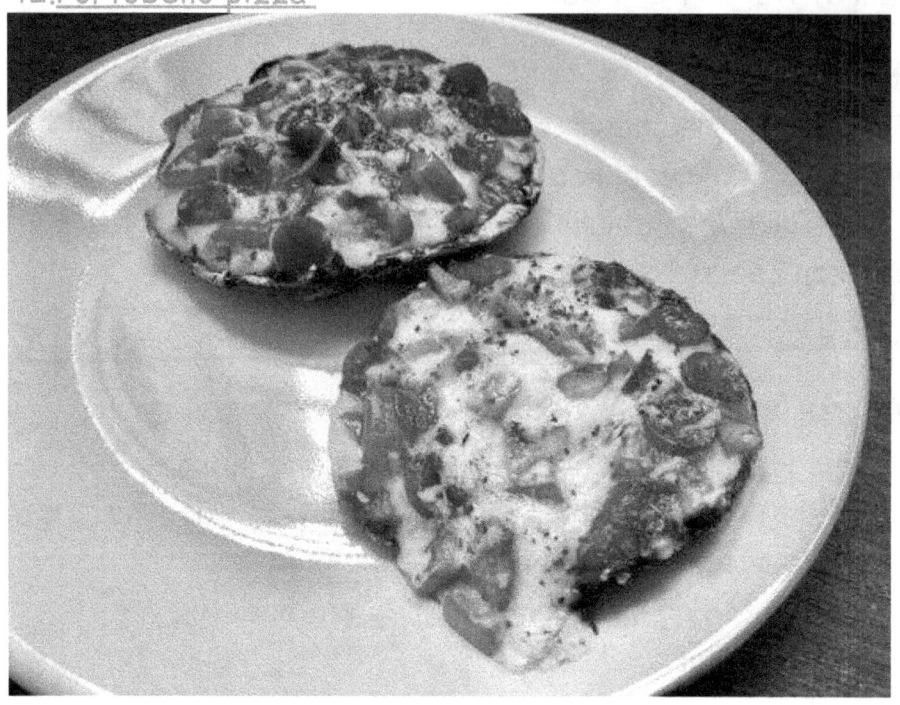

Samlet tid: 25 MIN Server: 4

INGREDIENSER:
- 1 mellemstor tomat, skåret i skiver
- $\frac{1}{4}$ kop basilikum, hakket
- 20 pepperoni skiver
- 4 Portobello-svampehatte
- 4 oz mozzarella ost
- 6 spsk olivenolie
- Sort peber
- Salt

INSTRUKTIONER:
- Fjern indersiden af svampe og tag kødet ud, så skallen er tilbage.
- Overtræk svampe med halvdelen af olien og krydr med peber og salt; steges i 5 minutter, vend derefter og overtræk med resterende olie. Bages i yderligere 5 minutter.
- Tilføj tomat til indersiden af skallen og top med basilikum, pepperoni og ost. Steg i 4 minutter, indtil osten smelter.
- Serveres varm.

ERNÆRING: Kalorier 321 | Fedt i alt 31g | Netto kulhydrater: 2,8g | Protein 8,5 g | Fiber 1,3 g)

43. Basilikum og peber pizza

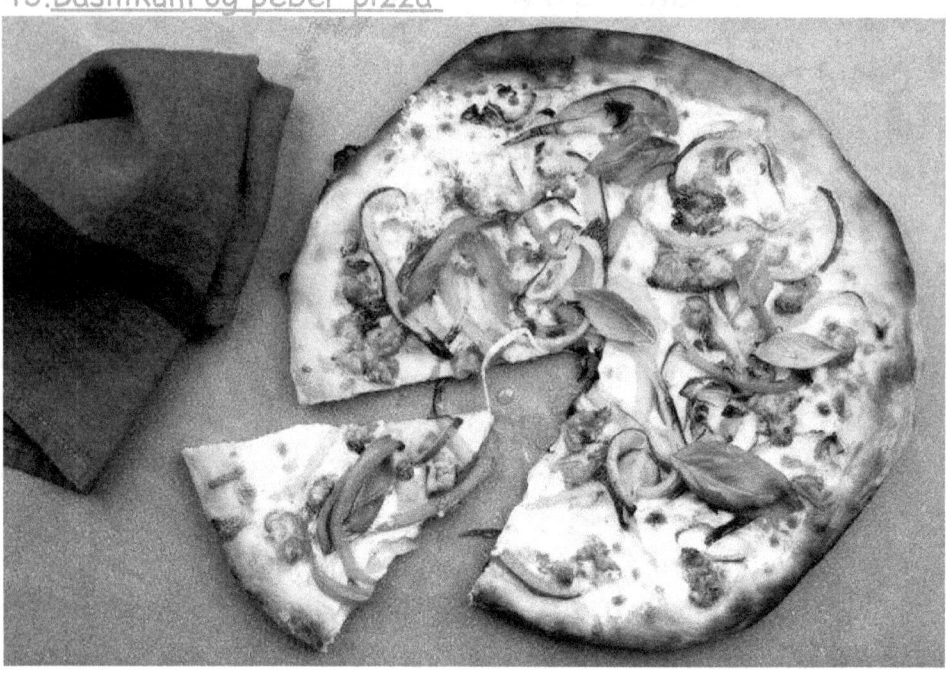

Samlet tid: 30 MIN Server: 2

INGREDIENSER:
FOR BASE:
- ½ kop mandelmel
- 2 tsk flødeost
- 1 æg
- ½ tsk salt
- 6 oz mozzarella ost
- 2 spsk psylliumskaller
- 2 spsk parmesanost
- 1 tsk italiensk krydderi
- ½ tsk sort peber

TIL TOPPINGS:
- 1 mellemstor tomat, skåret i skiver
- 2/3 peberfrugt, skåret i skiver
- 4 oz cheddarost, revet
- ¼ kop tomatsauce
- 3 spsk basilikum, hakket

INSTRUKTIONER:
- Forvarm ovnen til 400 F. Placer mozzarella i en mikrobølgesikker skål og smelt i 1 minut, mens du rører lejlighedsvis.
- Tilsæt flødeost til smeltet mozzarella og kombiner.
- Bland de tørre ingredienser til bunden sammen i en skål, tilsæt æg og bland. Tilsæt osteblandingen og brug hænderne til at kombinere til en dej.
- Form dejen til en cirkel, bag den i 10 minutter og tag den ud af ovnen. Top med tomatsauce, tomat, basilikum, peberfrugt og cheddarost.

- Tilbage til ovnen og bag i yderligere 10 minutter.
- Serveres varm.

ERNÆRING: Kalorier 410 | Fedt i alt 31,3g | Netto kulhydrater: 5,3g | Protein 24,8g | Fiber 5,8 g)

FJERKRÆ

44. Kyllingetærte

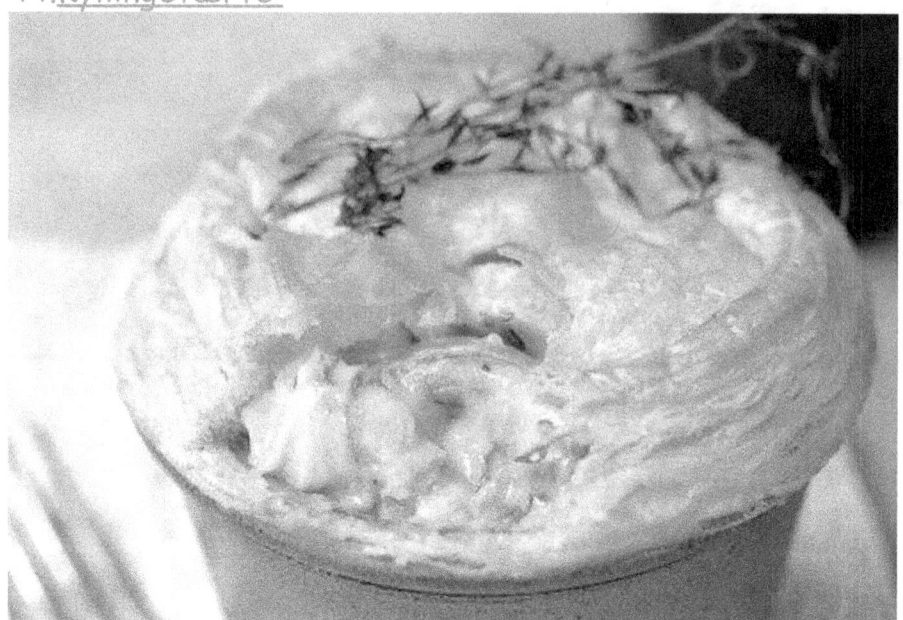

Samlet tid: 30 MIN Server: 5

INGREDIENSER:
- ½ lb. udbenede kyllingelår skåret i små stykker
- 3,5 oz bacon, hakket
- 1 gulerod, hakket
- ¼ kop persille, hakket
- 1 kop tung fløde
- 2 løgporrer, hakket
- 1 kop hvidvin
- 1 spsk olivenolie
- Salt og peber efter smag

TIL SKORPEN
- 1 kop mandelmel
- 2 spsk vand
- 1 spsk stevia
- 1½ spsk smør
- ½ tsk salt

INSTRUKTIONER:
- Forbered skorpen først ved at kombinere alle dens ingredienser. Sæt til side.
- Varm olivenolien op i en gryde over medium-høj ild. Kom de hakkede porrer i og rør rundt. Overfør til en tallerken.
- Kom kyllingekød og bacon i og steg til det er brunt og tilsæt porrerne.
- Tilsæt gulerødderne og hæld hvidvinen på og reducer derefter varmen til medium.
- Tilsæt persillen og hæld den tunge fløde i et godt rør. Overfør til en ovnfast fad.

- Dæk den tilberedte skorpe og sæt den i ovnen, indtil skorpen bliver gyldenbrun og sprød.
- Lad hvile i 20 minutter før servering.

ERNÆRING: Kalorier 396| Fedt i alt 33g | Netto kulhydrater: 6,5 g | Protein 12,1g | Fiber: 2,5 g)

45. Klassisk kylling Parmigiana

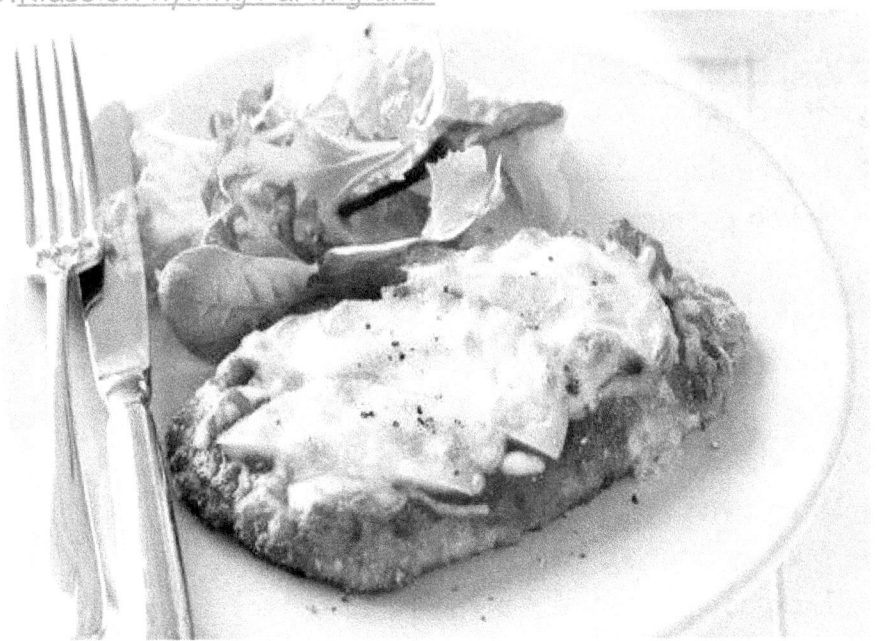

Samlet tid: 50 MIN   Server: 2

INGREDIENSER:
- 2 stk udbenet kyllingelår
- 8 strimler bacon, hakket
- ½ kop parmesanost, revet
- ½ kop mozzarellaost, revet
- 1 økologisk æg
- 1 dåse tomat i tern

INSTRUKTIONER:
- Sæt ovnen på 450 F.
- Mør kyllingen og stil til side.
- Læg parmesanosten på en tallerken.
- Slå ægget ud i en skål og pisk. Og dyp kyllingen heri.
- Overfør til tallerkenen med ost og beklæd kyllingen med parmesan.
- Smør bagepladen med smør, læg kyllingelårene og bag i ovnen i 30-40 minutter.
- Mens du venter på, at kyllingen skal bage, koger du baconen.
- Hæld tomaterne med bacon og rør rundt. Reducer varmen til lav og lad simre og reducere.
- Tag kyllingen ud af ovnen, når den er færdig, og hæld tomatsaucen over.
- Drys med mozzarella ovenpå og sæt tilbage i ovnen for at smelte osten.
- Serveres varm.

ERNÆRING: Kalorier 826 | Fedt i alt 50,3g | Netto kulhydrater: 6,2g | Protein 83,2g | Fiber: 1,2g)

46.Kalkunbenssteg

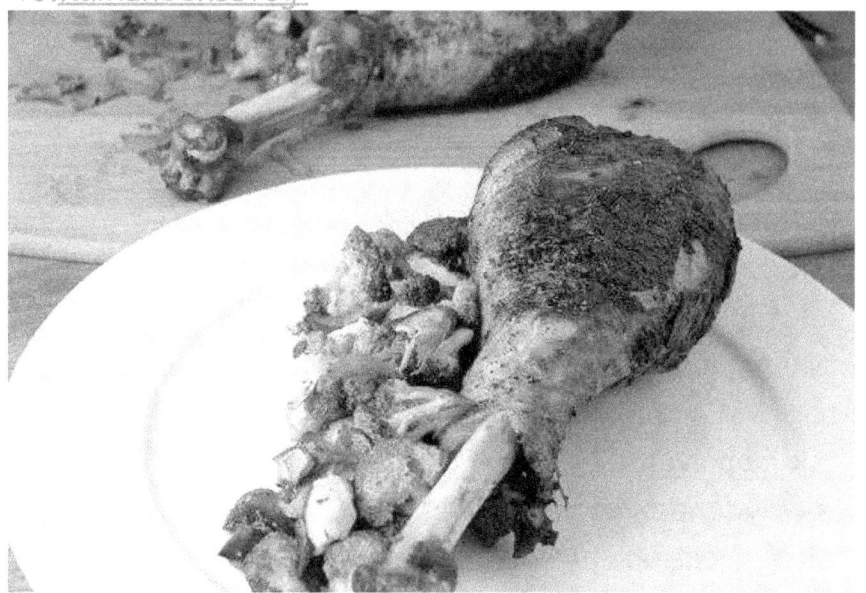

Samlet tid: 1 TIME 20 MIN| Server: 4

INGREDIENSER:
- 2 stk kalkunben
- 2 spsk ghee

FOR RUBBEN:
- $\frac{1}{4}$ tsk cayennepepper
- $\frac{1}{2}$ tsk timian, tørret
- $\frac{1}{2}$ tsk ancho chili pulver
- $\frac{1}{2}$ tsk hvidløgspulver
- $\frac{1}{2}$ tsk løgpulver
- 1 tsk flydende røg
- 1 tsk Worcestershire
- Salt og peber efter smag

INSTRUKTIONER:
- Indstil ovnen på 350 F.
- Bland alle ingredienserne til rub i en skål. Pisk godt.
- Tør kalkunbenene med et rent håndklæde og gnid det generøst med krydderiblandingen.
- Opvarm ghee over en mellemhøj ild i en støbejernsgryde og svits derefter kalkunbenene i 2 minutter på hver side.
- Sæt kalkunen i ovnen for at bage i en time.

ERNÆRING: Kalorier 382 | Fedt i alt 22,5 g | Netto kulhydrater: 0,8g | Protein 44g | Fiber: 0,0 g)

47. Langsomt tilberedt græsk kylling

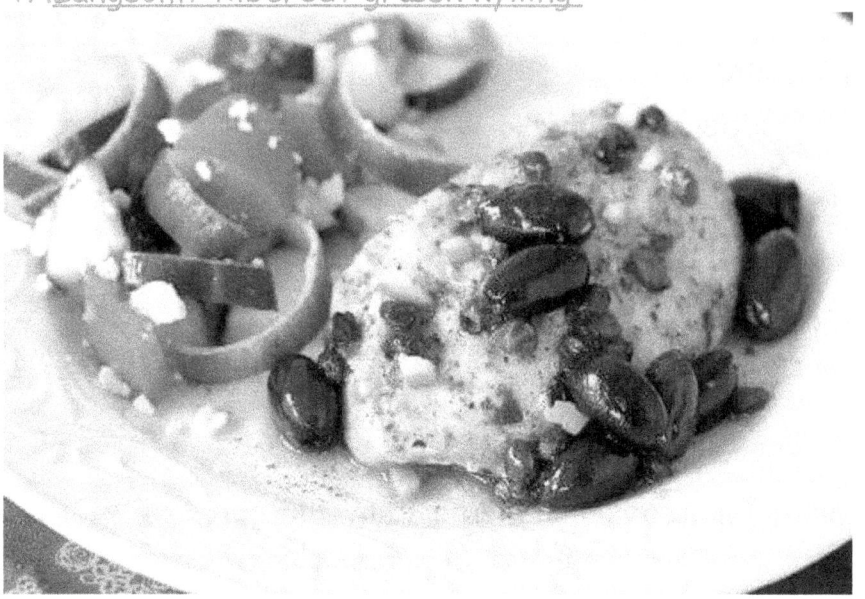

Samlet tid: 7 TIMER 10 MIN Server: 4

INGREDIENSER:
- 4 stk udbenet kyllingelår
- 3 fed hvidløg, hakket
- 3 spsk citronsaft
- 1½ dl varmt vand
- 2 tern kyllingebouillon
- 3 spsk græsk rub

INSTRUKTIONER:
- Beklæd slowcookeren med madlavningsspray
- Krydr kyllingen med den græske rub efterfulgt af hakket hvidløg.
- Overfør kyllingen til slow cookeren og drys med citronsaft på toppen.
- Smuldr kyllingeterningerne og kom i slowcookeren. Hæld vandet og rør rundt.
- Dæk til og kog på lavt niveau i 6-7 timer.

ERNÆRING: Kalorier 140 | Fedt i alt 5,7 g | Netto kulhydrater: 2,2g | Protein 18,6 g)

48.Stegt baconindpakket kylling

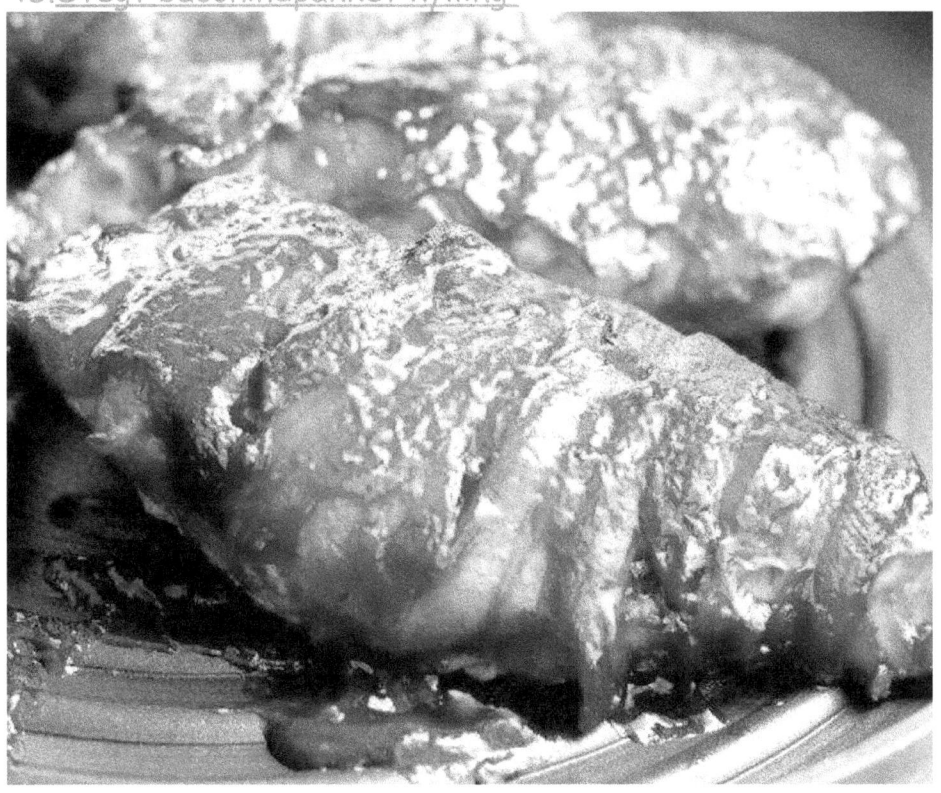

Samlet tid: 1 TIME 25 MIN| Server: 6

INGREDIENSER:
- 1 hel klædt kylling
- 10 strimler bacon
- 3 kviste frisk timian
- 2 stk lime
- Salt og peber efter smag

INSTRUKTIONER:
- Indstil ovnen på 500 F.
- Skyl kyllingen grundigt og fyld den med lime- og timiankviste.
- Krydr kyllingen med salt og peber og pak derefter kyllingen ind med bacon.
- Krydr igen med salt og peber og læg derefter på en bradepande oven på en bageplade (sørg for at fange safterne) og sæt i ovnen til stegning i 15 minutter.
- Sænk temperaturen til 350 F og steg derefter i yderligere 45 minutter.
- Tag kyllingen ud af ovnen, dæk med folie og stil til side i 15 minutter.
- Tag saften fra bakken og kom den i en gryde. Bring det i kog ved høj varme og brug en stavblender til at blande alt det "gode" fra saften.
- Server kyllingen med saucen ved siden af.

ERNÆRING: Kalorier 375 | Fedt i alt 29,8g | Netto kulhydrater: 2,4g | Protein 24,5g | Fiber: 0,9 g)

49. Sprød karry kylling

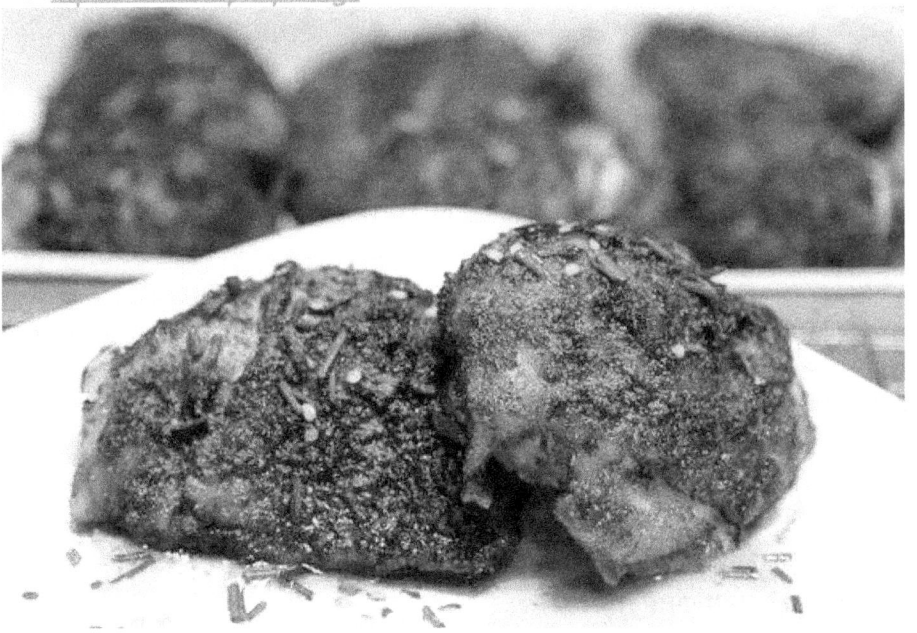

Samlet tid: 60 min Server: 4

INGREDIENSER:
- 4 stk kyllingelår
- ¼ kop olivenolie
- 1 tsk karrypulver
- ¼ tsk ingefær
- ½ tsk spidskommen, stødt
- ½ tsk røget paprika
- ½ tsk hvidløgspulver
- ¼ tsk cayennepepper
- ¼ tsk allehånde
- ¼ spsk chilipulver
- Knip koriander, stødt
- Knip kanel
- Knip kardemomme
- ½ tsk salt

INSTRUKTIONER:
- Sæt ovnen på 425 F.
- Bland alle krydderierne sammen.
- Beklæd en bageplade med folie og læg kyllingen på den.
- Dryp kyllingen med olivenolie, og gnid.
- Drys krydderiblandingen ovenpå og gnid derefter igen, og sørg for at beklæde kyllingen med krydderierne.
- Sæt i ovnen for at bage i 50 minutter.
- Lad hvile i 5 minutter før servering.

ERNÆRING: Kalorier 277 | Fedt i alt 19,9 g | Netto kulhydrater: 0,6g | Protein 42,3 g)

50.De perfekte bagte kyllingevinger

Samlet tid: 40 min Server: 2

INGREDIENSER:
- 2,5 lbs kyllingevinger
- ½ tsk bagepulver
- 1 tsk bagepulver
- Salt efter smag
- 4 spsk smør, smeltet

INSTRUKTIONER:
- Tilsæt alle ingredienserne (undtagen smør) i en Ziplocpose og ryst, og sørg for, at vingerne er belagt med blandingen.
- Stil i køleskabet natten over.
- Når du er klar til at lave mad, skal du sætte ovnen på 450 F.
- Læg vingerne på en bageplade og bag dem i ovnen i 20 minutter.
- Vend vingerne og bag i yderligere 15 minutter.
- Smelt smørret og dryp over vingerne.

ERNÆRING: Kalorier 500 | Fedt i alt 0,0g | Netto kulhydrater: 38,8g | Protein 44g | Fiber: 34g)

51. Kylling i Kung Pao Sauce

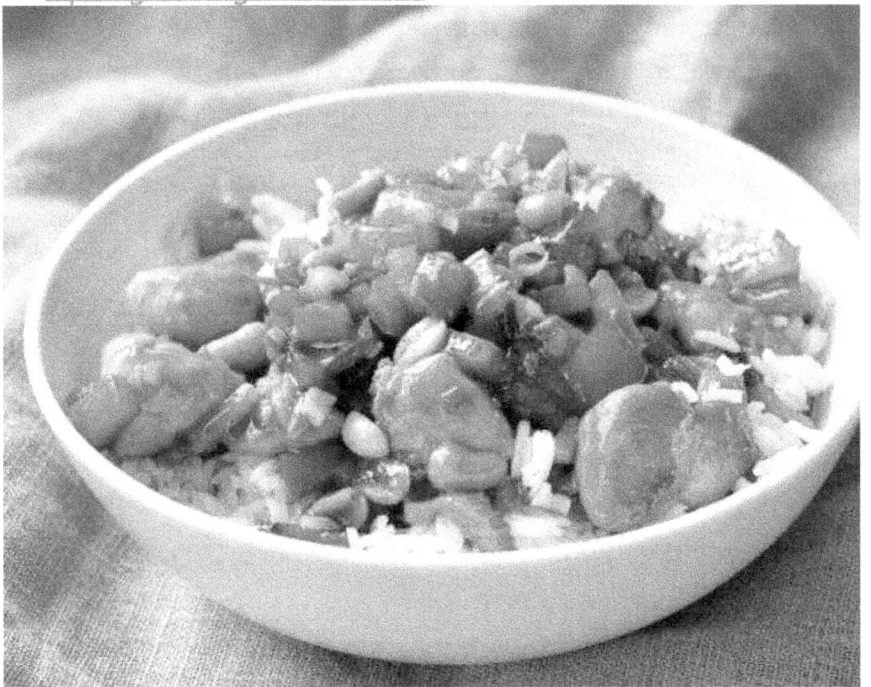

Samlet tid: 25 MIN Server: 2

INGREDIENSER:
- 2 udbenede kyllingelår skåret i mindre stykker
- ½ grøn peber, hakket
- 2 stk forårsløg, skåret i tynde skiver
- ¼ kop jordnødder, hakkede
- 1 tsk ingefær, revet
- ½ spsk røde chiliflager
- Salt og peber efter smag

TIL SAUSEN:
- 2 tsk risvinseddike
- 1 spsk Zero-Belly Ketchup
- 2 spsk chili hvidløgspasta
- 1 spsk sojasovs med lavt natriumindhold
- 2 tsk sesamolie
- 2 tsk flydende stevia
- ½ tsk ahornsirup

INSTRUKTIONER:
- Krydr kyllingen med salt, peber og revet ingefær.
- Stil en støbejernsgryde over den mellemhøje ild og tilsæt kyllingen, når panden er varm. Kog i 10 minutter.
- Pisk alle ingredienserne til saucen i en skål, mens du venter på, at kyllingen koger.
- Tilsæt grøn peber, forårsløg og peanuts i gryden med kyllingen, og steg i yderligere 4-5 minutter
- Tilsæt saucen til gryden, rør rundt og lad det koge op.

ERNÆRING: Kalorier 362 | Fedt i alt 27,4g | Netto kulhydrater: 3,2g | Protein 22,3 g)

52. Chicken BBQ Pizza

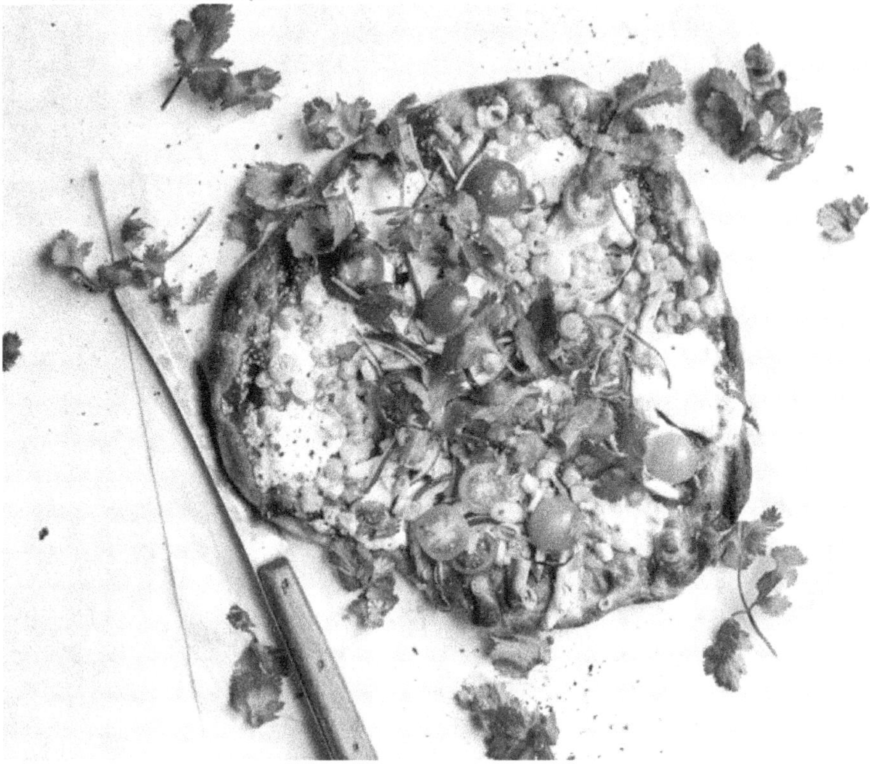

Samlet tid: 20 MIN Server: 4

INGREDIENSER:
- 1 kop stegt kylling, strimlet
- 4 spsk BBQ sauce
- ½ kop cheddarost
- 1 spsk mayonnaise
- 4 spsk helt naturlig tomatsauce

TIL PIZZASKORPE
- 6 spsk parmesanost, revet
- 6 økologiske æg
- 3 spsk psyllium husk pulver
- 2 tsk italiensk krydderi
- Salt og peber efter smag

INSTRUKTIONER:
- Indstil ovnen til 425 F.
- Kom alle ingredienserne til skorpen i en foodprocessor og pulsér indtil du opnår en tyk dej.
- Form pizzadejen og sæt den i ovnen i 10 minutter.
- Top den kogte skorpe med tomatsauce efterfulgt af kylling, ost og et dryp af BBQ sauce og mayonnaise på toppen.

ERNÆRING: Kalorier 357 | Fedt i alt 24,5 g | Netto kulhydrater: 2,9 g | Protein 24,5 g)

53.Langsomt tilberedt kylling Masala

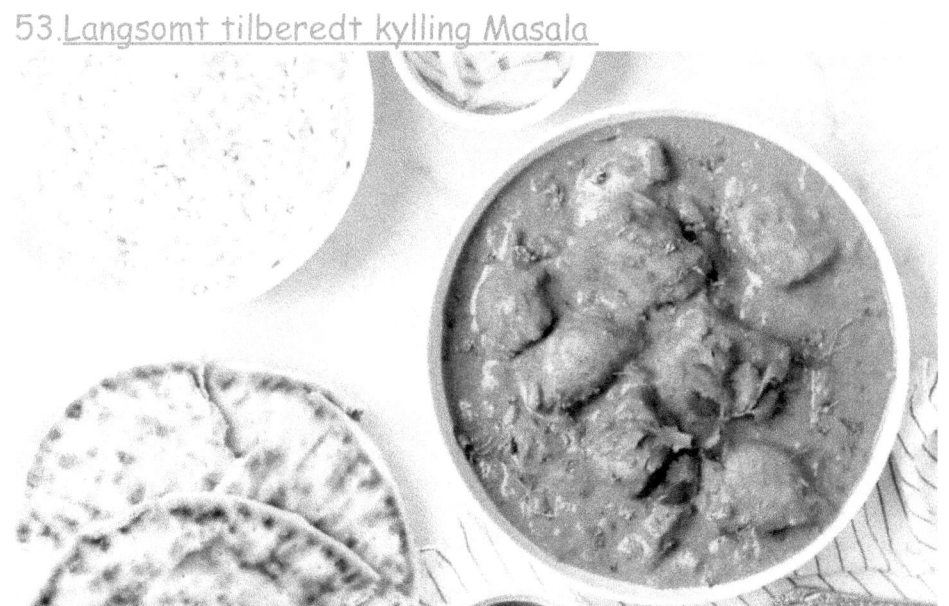

Samlet tid: 3 TIMER 10 MIN| Server: 2

INGREDIENSER:
- 1 ½ lbs. udbenet kyllingelår, skåret i små stykker
- 2 fed hvidløg
- 1 tsk ingefær, revet
- 1 tsk løgpulver
- 3 spsk masala
- 1 tsk paprika
- 2 tsk salt
- ½ kop kokosmælk (delt i 2)
- 2 spsk tomatpure
- ½ kop hakkede tomater
- 2 spsk olivenolie
- ½ kop tung fløde
- 1 tsk stevia
- Frisk koriander til pynt

INSTRUKTIONER:
- Læg kyllingen først i slowcookeren. Tilsæt revet ingefær, hvidløg og resten af krydderierne. Røre rundt.
- Tilsæt derefter tomatpuré og tomater i tern og rør igen.
- Hæld ½ af kokosmælken og bland og kog derefter ved høj temperatur i 3 timer.
- Når du er færdig med at lave mad, tilsæt den resterende kokosmælk, flødeskum, stevia og bland igen.
- Serveres varm.

ERNÆRING: Kalorier 493 | Fedt i alt 41,2g | Netto kulhydrater: 5,8g | Protein 26g)

54. Bagt smørret kylling

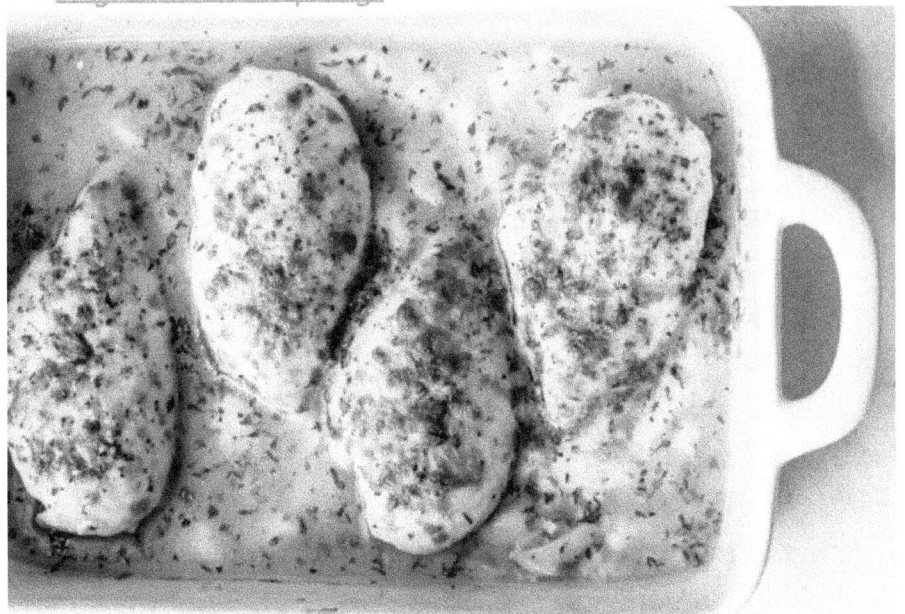

Samlet tid: 1 TIME 10 MIN| Server: 2

INGREDIENSER:
- 4 stk kyllingelår
- ¼ kop blødgjort økologisk smør
- 1 tsk rosmarin, tørret
- 1 tsk basilikum, tørret
- ½ tsk salt
- ½ tsk peber

INSTRUKTIONER:
- Indstil ovnen til 350 F.
- Pisk alle ingredienserne (undtagen kyllingen) i en skål.
- Læg kyllingelårene på en bageplade beklædt med folie og pensl det generøst med smørblandingen.
- Sæt kyllingen i ovnen for at bage i en time.
- Serveres varm.

ERNÆRING: Kalorier 735 | Fedt i alt 33,7 g | Netto kulhydrater: 0,8g | Protein 101,8 g)

55. Kylling parmesan

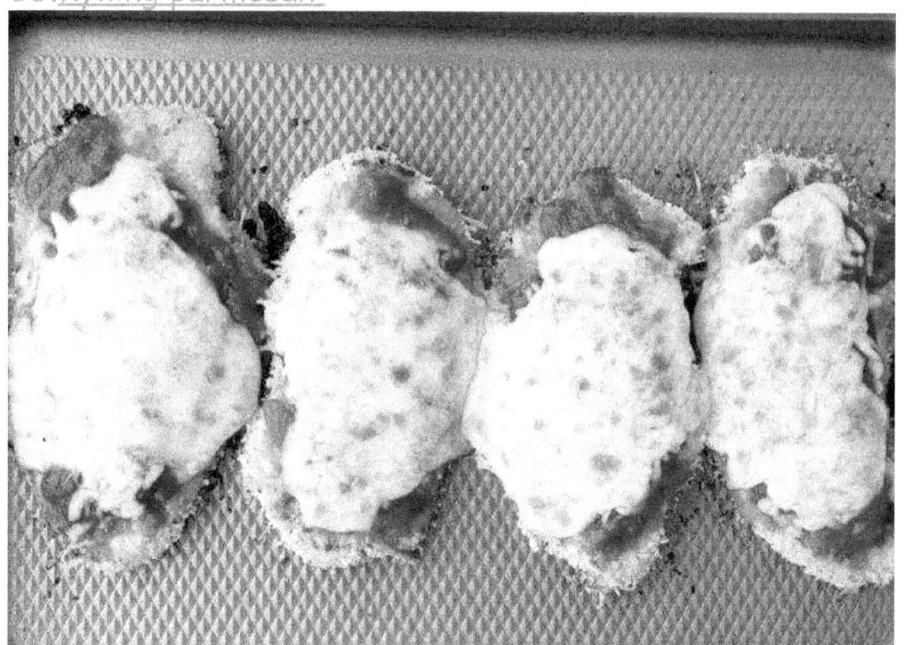

Samlet tid: 25 MIN Server: 4

INGREDIENSER:
TIL KYLLING:
- 3 kyllingebryst
- 1 kop mozzarella ost
- Salt
- Sort peber

TIL COATING:
- ¼ kop hørfrømel
- 1 tsk oregano
- ½ tsk sort peber
- ½ tsk hvidløgspulver
- 1 æg
- 2,5 oz flæskesvær
- ½ kop parmesanost
- ½ tsk salt
- ¼ tsk rød peberflager
- 2 tsk Paprika
- 1½ tsk kyllingebouillon

TIL SAUCE:
- 1 kop tomatsauce, low carb
- 2 fed hvidløg
- Salt
- ½ kop olivenolie
- ½ tsk oregano
- Sort peber

INSTRUKTIONER:
- Tilsæt hørmel, krydderier, flæskesvær og parmesanost i en processor og mal indtil det er blandet.

- Pisk kyllingebryst og pisk æg med bouillon i en beholder. Tilsæt alle ingredienserne til saucen i en gryde og rør rundt og sæt den over et lavt blus for at koge.
- Dyp kyllingen i æg og læg den derefter med tør blanding.
- Varm olien op i en pande og steg kyllingen og kom den over i en ildfast fad. Top med sauce og mozzarella og bag i 10 minutter.

ERNÆRING: Kalorier 646 | Fedt i alt 46,8 g | Netto kulhydrater: 4g | Protein 49,3 g|Fiber 2,8 g)

SKÅDÅR

56. Sød og sur snapper

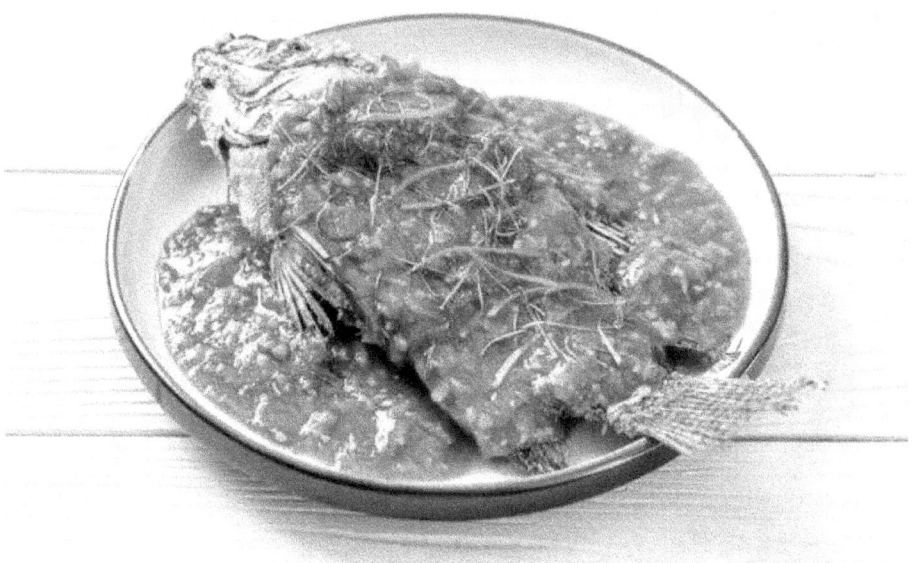

Samlet tid: 20 MIN Server: 2

INGREDIENSER:
- 4 snapsefileter
- ¼ kop frisk koriander, hakket
- 4 spsk limesaft
- 6 stk litchi, skåret i skiver
- 2 spsk olivenolie
- Salt og peber efter smag

INSTRUKTIONER:
- Krydr fileterne med salt og peber.
- Varm olivenolien op på en pande ved middel varme og steg i 4 minutter på hver side.
- Dryp limesaften på fisken; tilsæt koriander og den snittede litchi.
- Reducer varmen til lav og lad koge i yderligere 5 minutter.
- Overfør til en tallerken og nyd.

ERNÆRING: Kalorier 244 | Fedt i alt 15,4g | Netto kulhydrater: 0,1g | Protein 27,9 g)

57. Cremet kuller

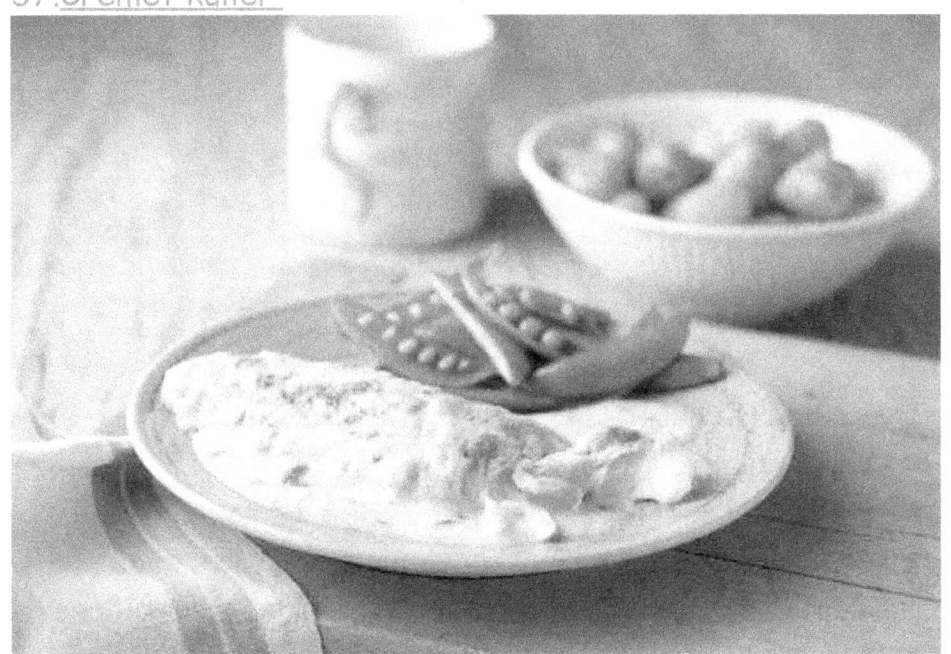

Samlet tid: 20 MIN Server: 2

INGREDIENSER:
- 5,3 oz røget kuller
- 1/2 kogende vand
- 1 spsk smør
- ¼ kop fløde
- 2 kopper spinat

INSTRUKTIONER:
- Varm en gryde op over medium varme.
- Bland det kogende vand med fløde og smør i en skål.
- Kom kuller og sauce i gryden og lad det koge, indtil vandet fordamper, og efterlader en cremet smørsauce.
- Server kuller, dækket med saucen på frisk eller visnet spinat.

ERNÆRING: Kalorier 281 | Fedt i alt 10g | Netto kulhydrater: 15g | Protein 18g)

58. Panstegt kulmule

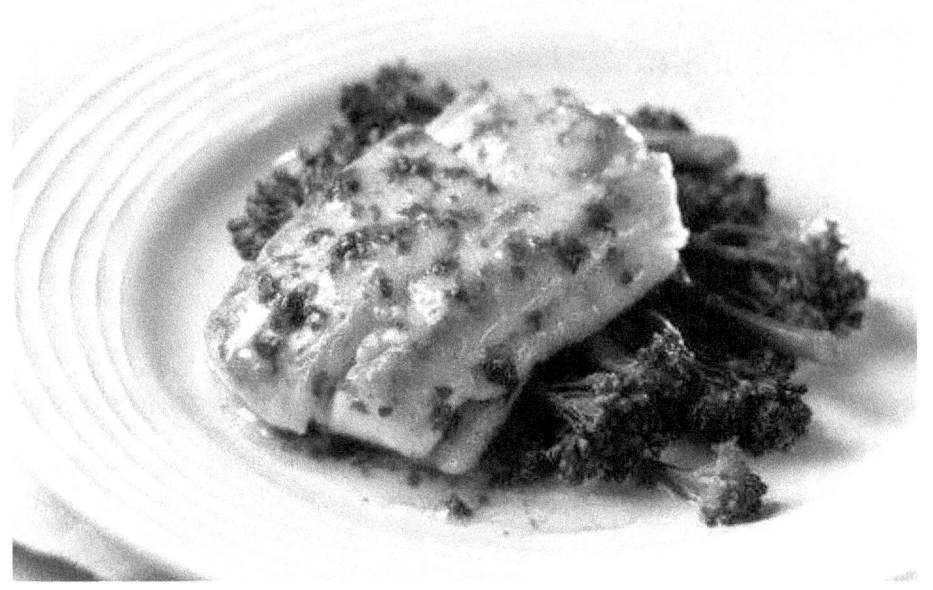

Samlet tid: 15 MIN Server: 1

INGREDIENSER:
- 1 spsk olivenolie
- Salt og peber efter smag
- 1 Kulmulefilet
- Friske citronbåde

INSTRUKTIONER:
- Varm olivenolien op i en stor stegepande ved middelhøj varme.
- Dup fisken tør med køkkenrulle og krydr derefter med salt og peber på begge sider.
- Steg fisken i cirka 4-5 minutter på hver side, afhængig af tykkelsen, eller indtil de har en gylden skorpe, og kødet flager let væk med en gaffel.

ERNÆRING: Kalorier 170 | Fedt i alt 8g | Netto kulhydrater: 7g | Protein 18g)

59.Pesto og mandellaks

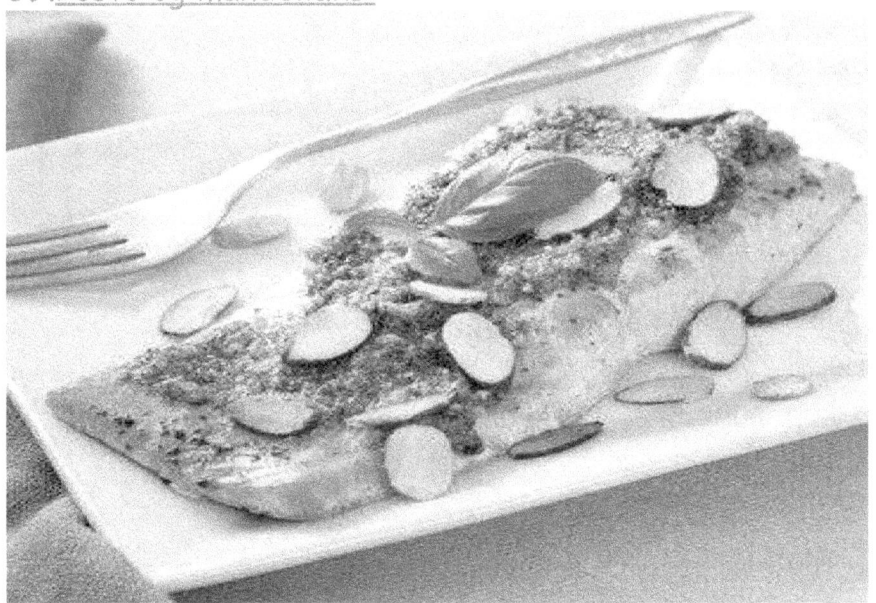

Samlet tid: 15 MIN Server: 2

INGREDIENSER:
- 1 fed hvidløg
- ½ citron
- ½ tsk Persille
- 2 spsk smør
- Håndfuld Frisée
- 1 spsk Olivenolie
- ¼ kop mandler
- ½ tsk Himalayasalt
- 12 oz. Laksefileter
- ½ skalotteløg

INSTRUKTIONER:
- Tilsæt mandler, hvidløg og olivenolie til en processor og puls, indtil blandingen er dej. Tilsæt persille, salt og pres citronsaft i blandingen og læg til side, indtil det skal bruges.
- Smag laksen til med peber og salt.
- Varm olie op i en stegepande og læg skindet af laks i gryden og steg i 3 minutter på hver side.
- Tilsæt smør til stegepande og varm indtil smeltet; overtræk fisken med smør og tag den af varmen.
- Server laks med frisée og pesto.

ERNÆRING: Kalorier 610 | Fedt i alt 47g | Netto kulhydrater: 6g | Protein 38g | Fiber: 1g)

60. Lime Avocado Laks

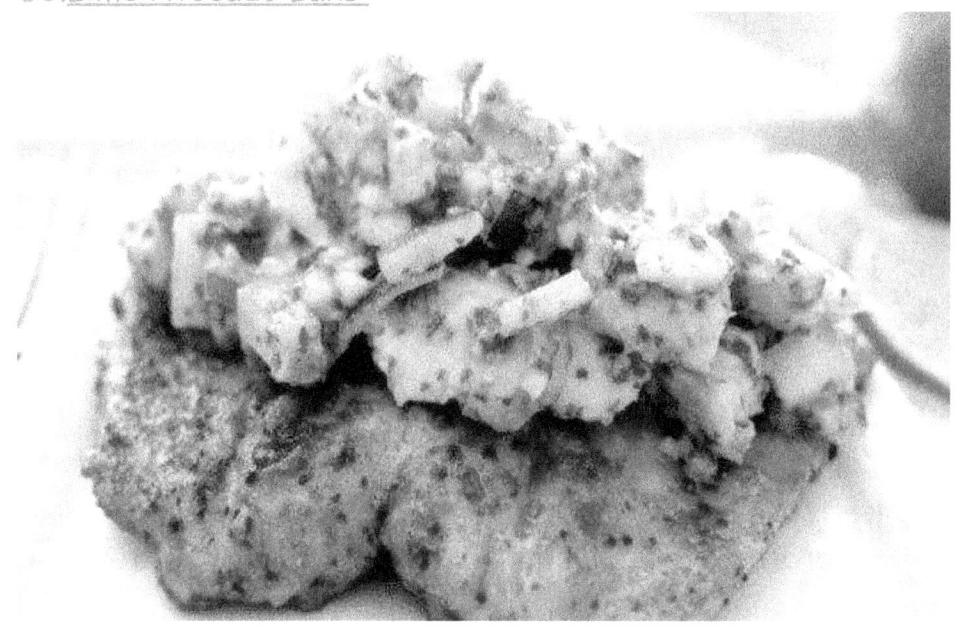

Samlet tid: 25 MIN Server: 2

INGREDIENSER:
- 1 Avocado
- 2 spsk rødløg (hakket)
- ½ kop blomkål
- 12 oz. Laksefileter (2)
- ½ lime

INSTRUKTIONER:
- Kom blomkål i en processor og pulsér, indtil konsistensen ligner ris.
- Smør stegepande med madlavningsspray og tilsæt ris til stegepande, kog i 8 minutter med låg på.
- Tilsæt de resterende ingredienser undtagen fisk til en foodprocessor og blend indtil cremet og glat.
- Varm dit valg af olie i en anden stegepande og læg fileter med skind ned i gryden. Kog i 5 minutter og tilsæt peber og salt efter smag. Vend og kog i 5 minutter mere.
- Server laks med blomkål og top med avocadosauce.

ERNÆRING: Kalorier 420 | Fedt i alt 27g | Netto kulhydrater: 5g | Protein 37 g | Fiber: 0,5 g)

61. Glaseret sesam ingefær laks

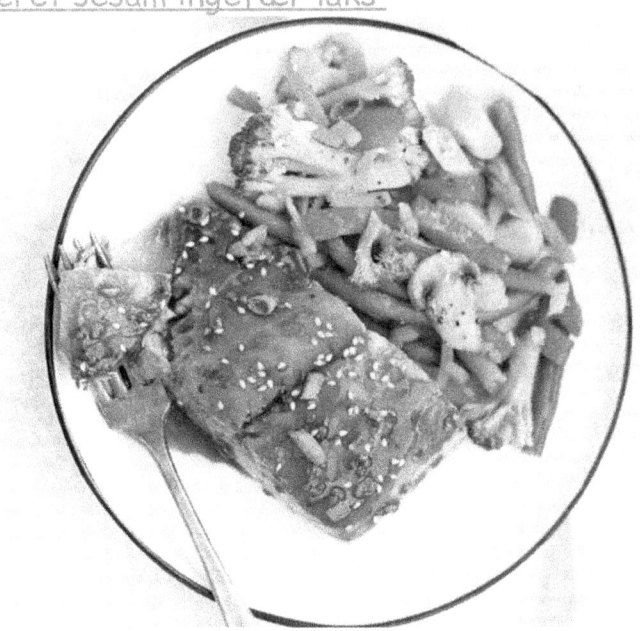

Samlet tid: 40 min Server: 2

INGREDIENSER:
- 2 spsk sojasovs
- 1 spsk risvinseddike
- 2 tsk hvidløg, revet
- 1 spsk ketchup
- 10 oz laksefilet
- 2 tsk sesamolie
- 1 tsk ingefær, i tern
- 1 spsk fiskesauce
- 2 spsk hvidvin

INSTRUKTIONER:
- Kom sojasovs, eddike, hvidløg, ingefær og fiskesauce i en skål og tilsæt laks. Mariner i 15 minutter.
- Varm sesamolie i en stegepande, indtil det ryger, og tilsæt derefter fisk med skind ned i gryden. Kog i 4 minutter, vend derefter og kog i yderligere 4 minutter eller indtil færdig.
- Kom marinade i gryden og kog i 4 minutter, tag den ud af gryden og stil til side.
- Tilsæt hvid og ketchup til saucen og kog i 5 minutter, indtil den er reduceret.
- Server fisk med sauce.

ERNÆRING: Kalorier 370 | Fedt i alt 23,5 g | Netto kulhydrater: 2,5 g | Protein 33g)

62. Smøragtige rejer

Samlet tid: 25 MIN Server: 3

INGREDIENSER:
TIL SLIMDEDE REJER:
- 2 spsk mandelmel
- ¼ tsk karrypulver
- 1 æg
- 3 spsk kokosolie
- 0,5 oz Parmigiano-Reggiano
- ½ tsk bagepulver
- 1 spsk vand
- 12 mellemstore rejer

TIL SMØRSAUCE:
- ½ løg, hakket
- 2 thai chili, hakket
- ½ kop tung creme
- Salt
- 2 spsk Smør, usaltet
- 1 fed hvidløg, skåret i tern
- 2 spsk karryblade
- 0,3 oz moden cheddar
- Sort peber
- 1/8 tsk sesamfrø

INSTRUKTIONER:
- Pil og devein rejer; tørre rejer med et køkkenrulle.
- Bland alle de tørre ingredienser til dejen, tilsæt derefter vand og æg og bland grundigt for at kombinere.
- Varm kokosolie op i en stegepande, dyp rejer i dejen og steg til de er gyldne. Tag den ud af gryden og stil den til afkøling.

- Smelt smør i en anden gryde og svits løg, indtil det er brunet. Tilsæt karryblade, chili og hvidløg og kog i 3 minutter eller indtil aromatisk.
- Sænk varmen og tilsæt fløde og cheddar, kog indtil saucen tykner. Tilsæt rejer og vend til belægning.
- Server toppet med sesamfrø.

ERNÆRING: Kalorier 570 | Fedt i alt 56,2g | Netto kulhydrater: 18,4g | Protein 4,3g | Fiber 1,4 g)

63. Nul-mavevenlig sushi

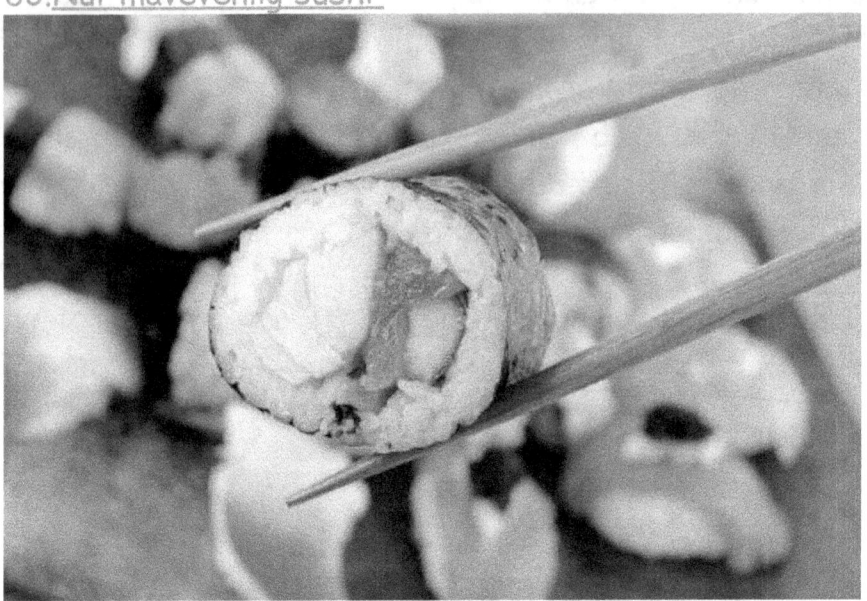

Samlet tid: 25 MIN Server: 3

INGREDIENSER:
- 16 oz blomkål
- 2 spsk riseddike, ukrydret
- 5 ark Nori
- ½ avocado, skåret i skiver
- 6 oz flødeost, blødgjort
- 1 spsk sojasovs
- Agurk
- 5 oz røget laks

INSTRUKTIONER:
- Kom blomkål i en foodprocessor og pulsér indtil en risagtig konsistens er opnået.
- Skær hver ende af agurken af og skær hver side af, smid midten og skær siderne i strimler. Stil i køleskabet indtil det skal bruges.
- Varm en stegepande op og tilsæt blomkål og sojasauce. Kog i 5 minutter eller indtil det er helt gennemstegt og let tørret ud.
- Overfør blomkål til skålen sammen med eddike og ost, kombiner og stil i køleskabet, indtil det er afkølet. Skær avocadoerne og læg dem til side.
- Dæk bambusrulle med plastfolie dem læg et ark nori, top med kogt blomkål, laks, agurk og avocado. Rul og skær.
- Tjene.

ERNÆRING: Kalorier 353 | Fedt i alt 25,7 g | Netto kulhydrater: 5,7g | Protein 18,32g | Fiber: 8g)

64. Fyldt avocado med tun

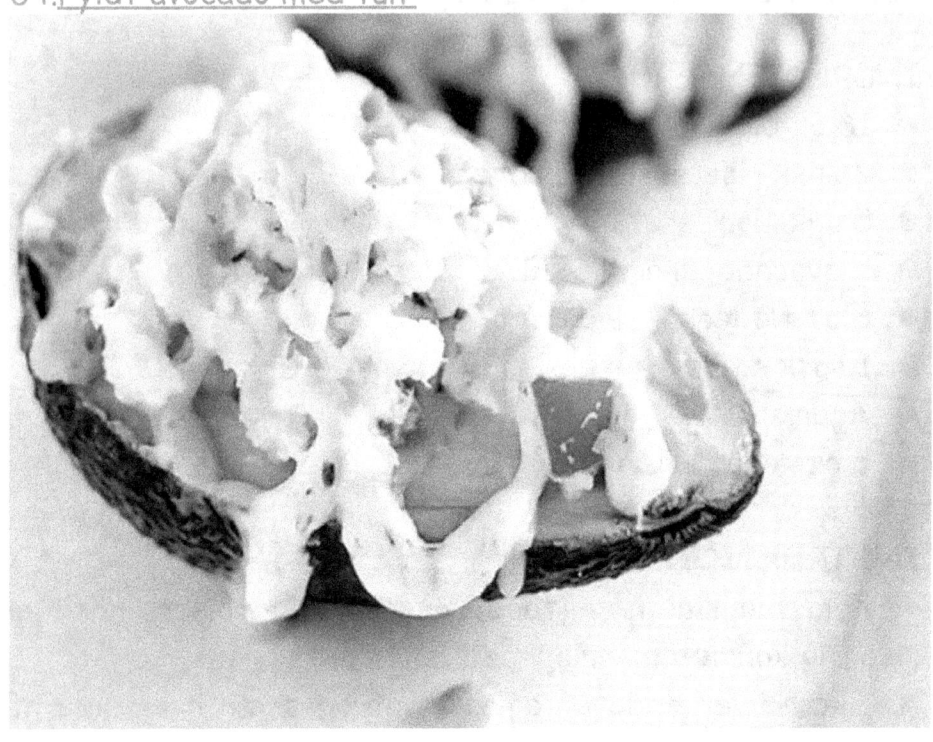

Samlet tid: 20 MIN Server: 4

INGREDIENSER:
- 2 modne avocadoer, halveret og udstenet
- 1 dåse (15 oz.) fast hvid tun pakket i vand, drænet
- 2 spsk mayonnaise
- 3 grønne løg, skåret i tynde skiver
- 1 spsk cayenne paprika
- 1 rød peberfrugt, hakket
- 1 spsk balsamicoeddike
- 1 knivspids hvidløg salt og sort peber efter smag
-

INSTRUKTIONER:
- I en skål blandes tun, mayonnaise, cayennepeber, grønne løg, rød peber og balsamicoeddike sammen.
- Smag til med peber og salt, og pak så avocadohalvdelene med tunblandingen.
- Parat! Server og nyd!

ERNÆRING: Kalorier 233,3| Fedt i alt 17,77 g | Netto kulhydrater: 9,69 g | Protein 7,41g | Fiber: 6,98 g)

65. Urtebagte laksefileter

Samlet tid: 35 min Server: 6

INGREDIENSER:
- 2 lbs. laksefileter
- 1/2 kop hakkede friske svampe
- 1/2 kop hakkede grønne løg
- 4 oz. smør
- 4 spsk kokosolie
- 1/2 kop tamari sojasauce
- 1 tsk hakket hvidløg
- 1/4 tsk timian
- 1/2 tsk rosmarin
- 1/4 tsk estragon
- 1/2 tsk malet ingefær
- 1/2 tsk basilikum
- 1 tsk oregano blade

INSTRUKTIONER:
- Forvarm ovnen til 350 grader F. Beklæd en stor bradepande med folie.
- Skær laksefilet i stykker. Læg laksen i Ziploc-posen med tamari sauce, sesamolie og kryddersauceblanding. Stil laksen på køl og mariner den i 4 timer.
- Kom laksen i en bradepande og bag fileter i 10-15 minutter.
- Smelt smørret. Tilsæt de hakkede friske svampe og grønne løg til det, og bland. Tag laksen ud af ovnen, og hæld smørblandingen over laksefileterne, og sørg for at hver filet bliver dækket.
- Bages i cirka 10 minutter mere. Server straks.

ERNÆRING: Kalorier 449 | Fedt i alt 34g | Netto kulhydrater: 2,7 g | Protein 33g | Fiber 0,7 g)

66.Laks med valnøddeskorpe

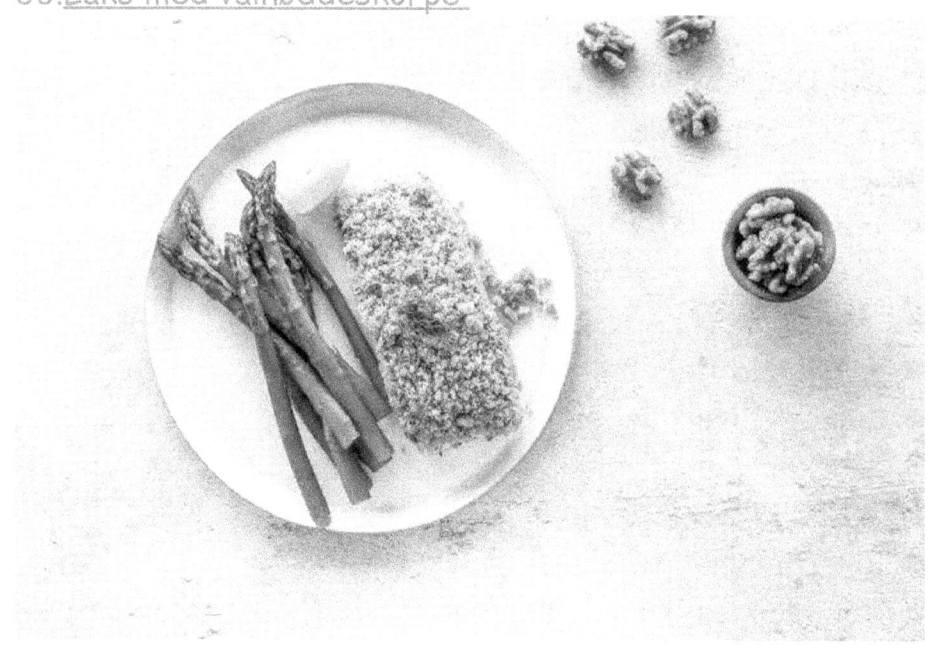

Samlet tid: 20 MIN Server: 2

INGREDIENSER:
- $\frac{1}{2}$ kop valnødder
- $\frac{1}{2}$ spsk dijonsennep
- 6 oz laksefileter
- Salt
- 2 spsk ahornsirup, sukkerfri
- $\frac{1}{4}$ tsk dild
- 1 spsk Olivenolie

INSTRUKTIONER:
- Indstil ovnen til 350 F.
- Kom sennep, sirup og valnødder i en processor og puls, indtil blandingen er dejagtig.
- Varm olie op i en gryde og læg skindsiden nedad i gryden og svits i 3 minutter.
- Top den med valnøddeblanding og læg den i en beklædt bradepande.
- Bages i 8 minutter.
- Tjene.

ERNÆRING: Kalorier 373 | Fedt i alt 43g | Netto kulhydrater: 3g | Protein 20 g Fiber 1g)

67. Bagt glaseret laks

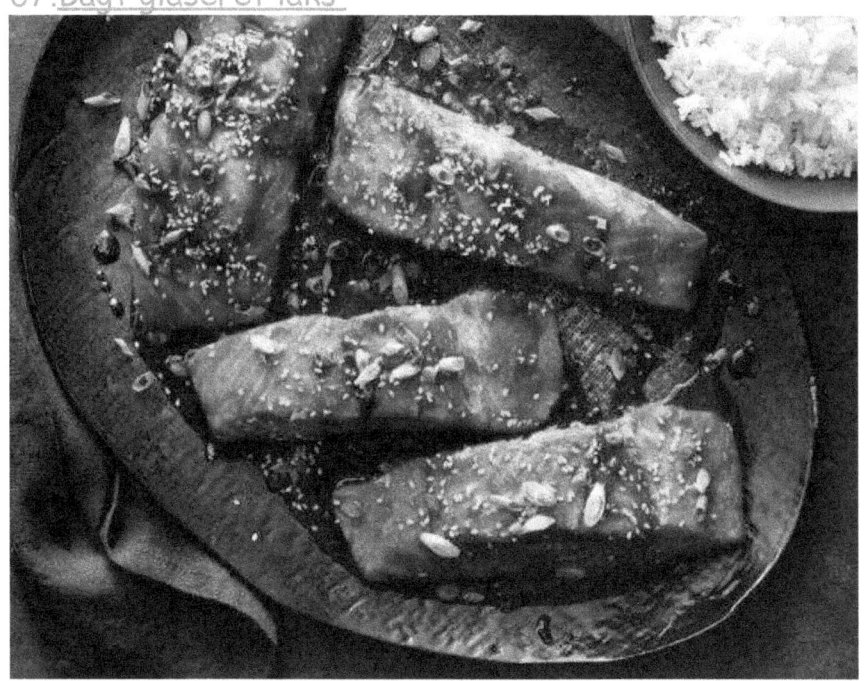

Samlet tid: 30 MIN Server: 2

INGREDIENSER:
- 2 stk laksefileter
- Til glasuren:
- 1 spsk sød sennep
- 1 spsk dijonsennep
- 1 spsk citronsaft
- $\frac{1}{2}$ tsk chiliflager
- 1 tsk salvie
- Salt efter smag
- 1 spsk olivenolie

INSTRUKTIONER:
- Indstil ovnen på 350 F.
- I en skål piskes alle ingredienserne til glasuren.
- Læg laksefileterne på en bageplade beklædt med bagepapir og pensl laksefileterne med glasuren.
- Sæt i ovnen for at bage i 20 minutter. Serveres varm.

ERNÆRING: Kalorier 379 | Fedt i alt 24,9 g | Netto kulhydrater: 4,3g | Protein 35,5 g)

68.Lakse burgere

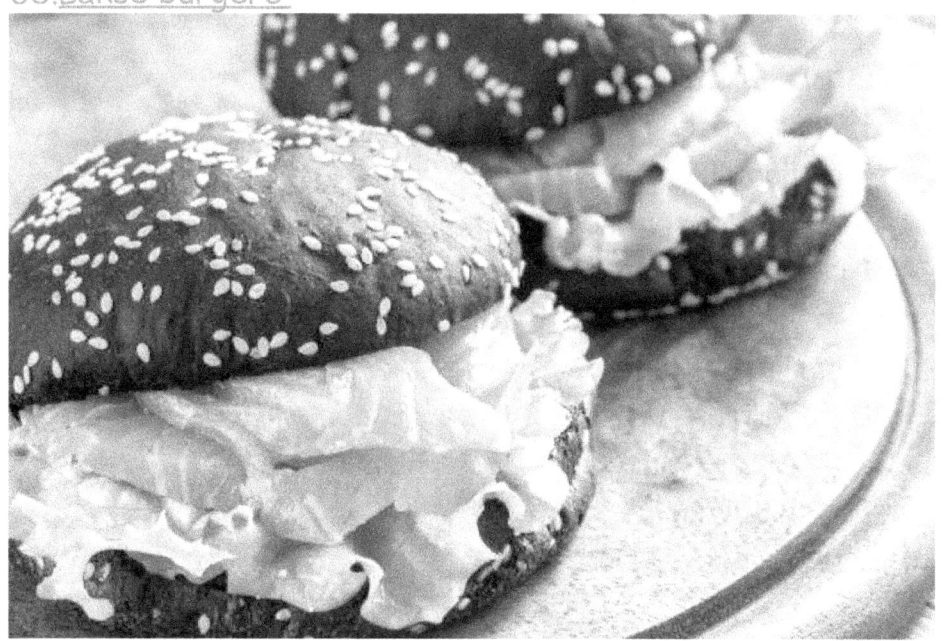

Samlet tid: 20 MIN Server: 4

INGREDIENSER:
- 1 14.oz kan koge lakseflager i vand
- 2 økologiske æg
- 1 kop glutenfri brødkrummer
- 1 lille løg, hakket
- 1 spsk frisk persille, hakket
- 3 spsk mayonnaise
- 2 tsk citronsaft
- Salt efter smag
- 1 spsk olivenolie
- 1 spsk ghee

INSTRUKTIONER:
- Slå æggene ud i en skål og brug en håndmixer til at piske dem luftige.
- Tilsæt brødkrummerne i skålen med ægget og rør det godt sammen.
- Tilsæt løg, persille og mayonnaise og bland igen.
- Tilsæt lakseflagerne, og dryp citronsaft og olivenolie over. Smag til med salt og rør igen.
- Del blandingen i 4 dele og lav derefter bøffer med dine hænder.
- Opvarm ghee i en støbejernsgryde over medium-høj ild og steg bøfferne, indtil de er gyldenbrune.
- Server med en salat ved siden af.

ERNÆRING: Kalorier 281 | Fedt i alt 25,2g | Netto kulhydrater: 9,1g | Protein 6,2g | Fiber 0,8 g)

SUPPER OG GRYDE

69.Rosmarin hvidløg oksekødgryderet

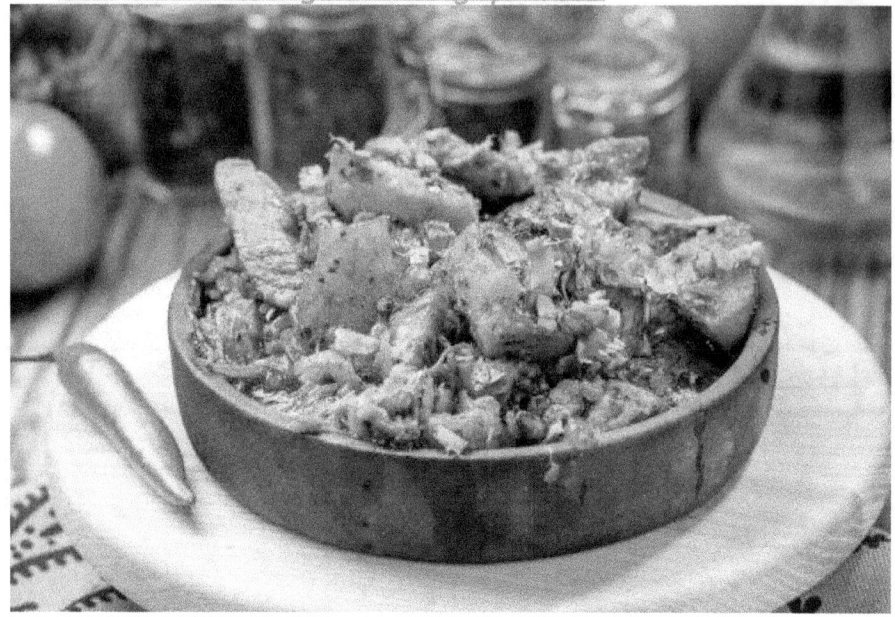

Samlet tid: 4 TIMER 20 MIN Servering: 8)

INGREDIENSER:
- 4 mellemstore gulerødder, skåret i skiver
- 4 stænger selleri, skåret i skiver
- 1 mellemstor løg, skåret i tern
- 2 spsk olivenolie
- 4 fed hvidløg, hakket
- 1,5 lbs oksekød grydekød (skinneben eller chuck)
- Salt og peber
- ¼ kop mandelmel
- 2 kopper oksefond
- 2 spsk dijonsennep
- 1 spsk Worcestershire sauce
- 1 spsk sojasovs
- 1 spsk xylitol
- ½ spsk tørret rosmarin
- ½ tsk timian

INSTRUKTIONER:
- Tilsæt løg, gulerødder og selleri i en langsom komfur.
- Kom stuvekød i en stor skål og smag til med peber og salt.
- Tilsæt mandelmel og vend kødet godt rundt.
- Steg hvidløget i den varme olie i cirka et minut.
- Tilsæt det krydrede kød og alt melet fra bunden af skålen til gryden.
- Kog kødet uden omrøring i et par minutter, så det bruner på den ene side.
- Vend og gentag indtil alle sider af oksekødet er brunet.

- Tilsæt det brunede oksekød til slow cookeren og rør for at kombinere med grøntsagerne.
- Tilsæt oksefond, dijonsennep, worcestershiresauce, sojasauce, xylitol, timian og rosmarin til stegepanden.
- Rør for at kombinere alle ingredienser og opløs de brunede stykker fra bunden af gryden.
- Når alt er opløst, hæld saucen over ingredienserne i slowcookeren.
- Dæk slowcookeren med låg og kog på høj i fire timer.
- Efter tilberedning tages låget af og stuvningen røres godt sammen, og med en gaffel rives oksekødet i stykker.

ERNÆRING: Kalorier 275 | Fedt i alt 10g | Netto kulhydrater: 24g | Protein 22g)

70. Bouillabaisse fiskegryderet

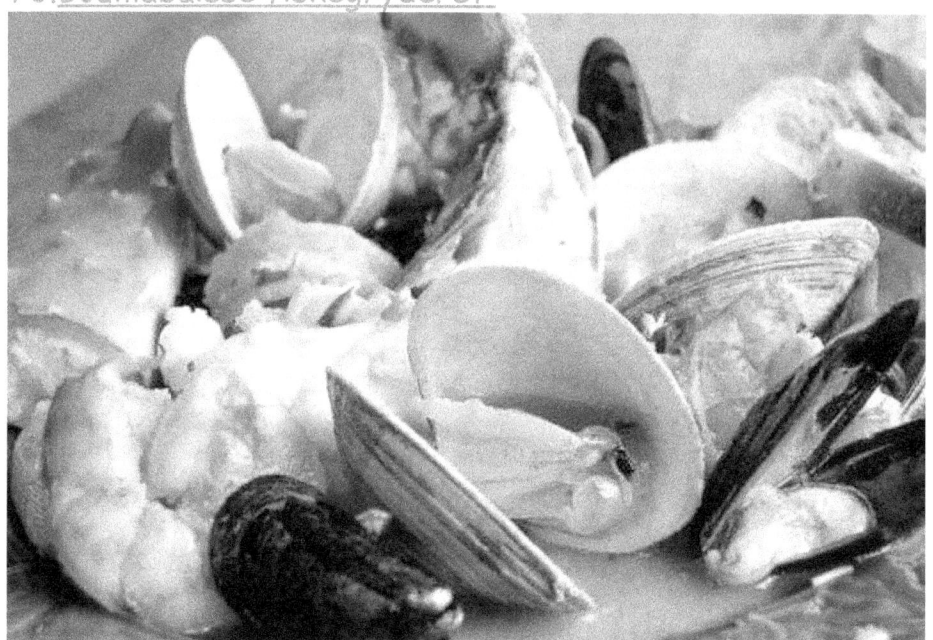

Samlet tid: 6 TIMER 55 MIN Server: 6

INGREDIENSER:
- 1 kop tør hvidvin
- saft og skal af 1 appelsin
- 2 spsk olivenolie
- 1 stort løg i tern
- 2 fed hvidløg, hakket
- 1 tsk tørret basilikum
- 1/2 tsk tørret timian
- 1/2 tsk salt
- 1/4 tsk kværnet sort peber
- 4 kopper fiskefond; hønsefond kan også bruges
- 1 dåse tomater i tern, afdryppet
- 1 laurbærblad
- 0,9 lb udbenet, skindfri hvid fiskefilet (f.eks. torsk)
- 0,9 lb rejer pillede og deveirede
- 0,9 lb muslinger i deres skaller
- Saft af 1/2 citron
- 1/4 kop frisk italiensk (fladbladet) persille

INSTRUKTIONER:
- Varm olien op i en stor pande.
- Tilsæt løget og steg alle grøntsagerne næsten møre.
- Tilsæt hvidløg, basilikum, timian, salt og peber.
- Hæld vinen på og bring det i kog. Tilsæt fiskefond, appelsinskal, tomater og laurbærblad og rør for at kombinere.
- Hæld alt i en langsom komfur, dæk komfuret, og kog på lavt niveau i 4 til 6 timer.

- Cirka 30 minutter før servering, skru komfuret på høj. Vend fisk og rejer med citronsaften.
- Rør i bouillonen i komfuret, læg låg på og kog, indtil fisken koger igennem ca. 20 minutter.
- Tilsæt muslinger til sidst og lad dem dampe i 20 minutter med låg på.

ERNÆRING: Kalorier 310 | Fedt i alt 30g | Netto kulhydrater: 4g | Protein 3g)

71.Oksekød & Broccoligryderet

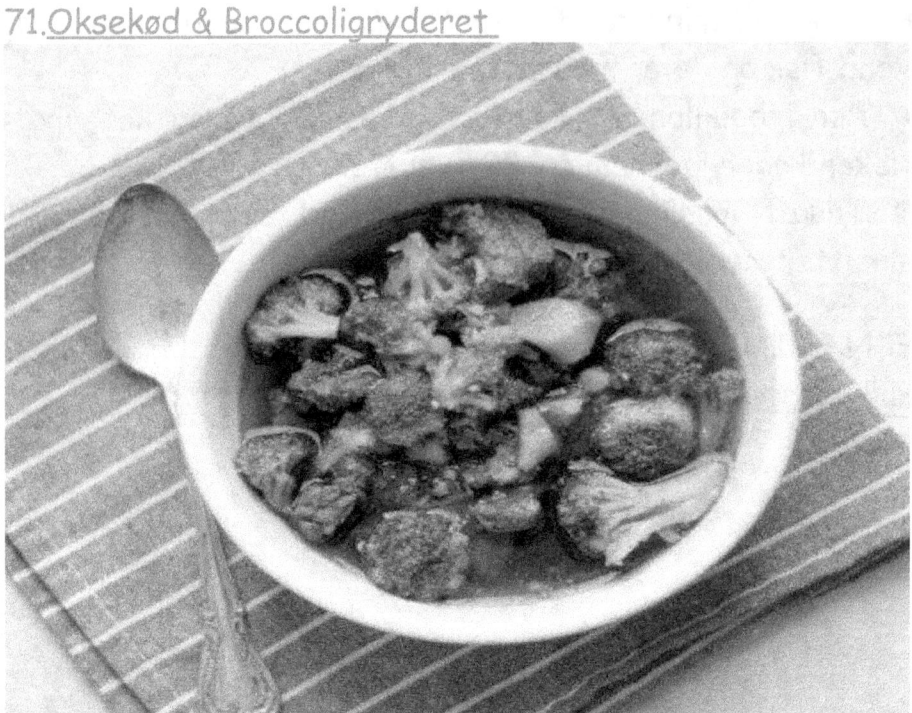

Samlet tid: 2 TIMER 20 MIN Servering: 8)

INGREDIENSER:
- 1 kop oksefond
- 1/4 kop sojasovs
- 1/4 kop østerssauce
- 1/4 kop Xylitol
- 1 spsk sesamolie
- 3 fed hvidløg, hakket
- 2,2 lbs udbenet okse chuck stegt og skåret i tynde skiver
- 2 spsk mandelmel eller psylliumskaller
- 2 broccolihoveder, skåret i buketter

INSTRUKTIONER:
- I en mellemstor skål piskes oksefond, sojasauce, østerssauce, sukker, sesamolie og hvidløg sammen.
- Læg oksekødet i en langsom komfur. Tilsæt sauceblandingen og rør forsigtigt sammen. Dæk til og kog ved svag varme i 90 minutter.
- I en lille skål piskes 1/4 kop vand og mandelmel sammen.
- Rør mandelmelblanding og broccoli i slowcookeren.
- Dæk til og kog ved høj varme i yderligere 30 minutter.

ERNÆRING: Kalorier 370 | Fedt i alt 18g | Netto kulhydrater: 4g | Protein 47g)

72. Muslingegryderet

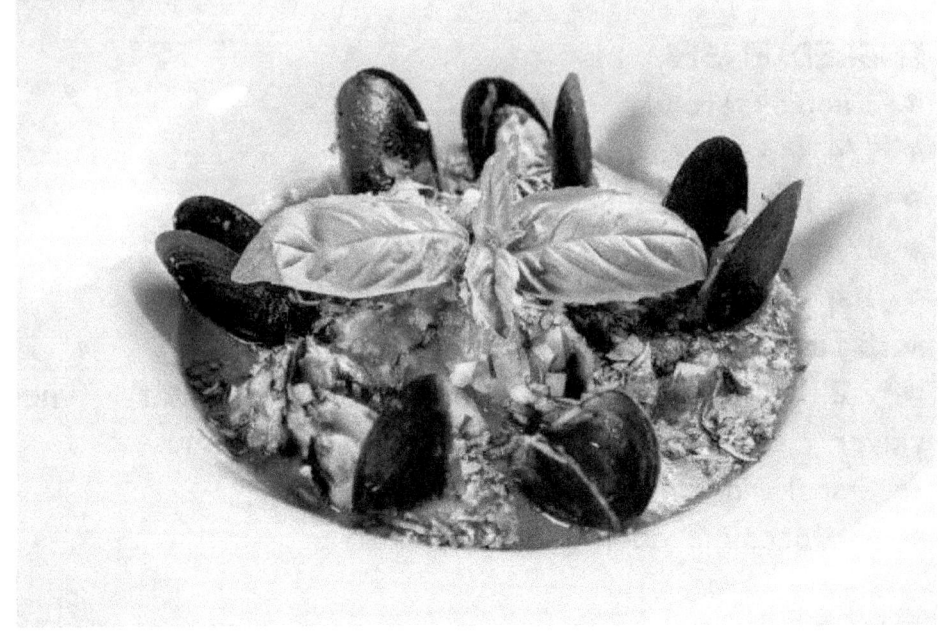

Samlet tid: 5 TIMER 45 MIN Servering: 8)

INGREDIENSER:
- 2,2 lbs friske eller frosne, rensede muslinger
- 3 spsk olivenolie
- 4 fed hvidløg, hakket
- 1 stort løg, fint skåret
- 1 punnet champignon i tern
- 2 dåser hakkede tomater
- 2 spsk oregano
- ½ spsk basilikum
- ½ tsk sort peber
- 1 tsk paprika
- Dash røde chiliflager
- 3/4 kop vand

INSTRUKTIONER:
- Steg løg, hvidløg, skalotteløg og svampe, skrab hele indholdet af gryden ned i din crockpot.
- Tilføj alle de resterende ingredienser til din slow cooker undtagen dine muslinger. Kog på lav i 4-5 timer, eller på høj i 2-3 timer. Du laver mad, indtil dine svampe er gaffelmøre, og indtil smagene smelter sammen.
- Når dine svampe er kogt, og din sauce er færdig, skrues crockpot op til højt. Kom rensede muslinger i gryden og sæt låget godt fast. Kog i 30 minutter mere.
- Hæld dine muslinger i skåle med rigeligt bouillon. Hvis nogle muslinger ikke åbnede sig under tilberedningen, smid dem også

ERNÆRING: Kalorier 228 | Fedt i alt 9g | Netto kulhydrater: 32g | Protein 4g)

73.Cremet gryderet med kylling og græskar

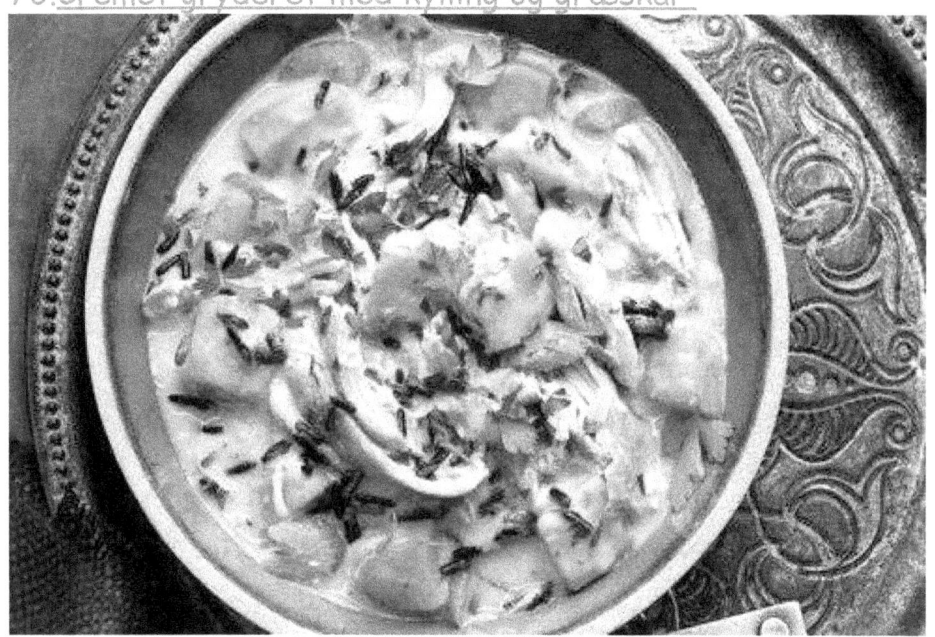

Samlet tid: 5 timer Server: 6

INGREDIENSER:
- 1,3 lb kylling udbenet kyllingebryst
- 1 1/4 dl hønsefond
- 1 dåse inddampet mælk (Fuld Cream)
- 1/3 kop creme fraiche eller creme fraiche
- 1 spsk hakket hvidløg
- ½ kop revet moden cheddarost
- Frisk eller frossen finthakket græskar
- Salt og peber efter smag

INSTRUKTIONER:
- I en crockpot kombineres alle ingredienser.
- Dæk til og drej gryden på lavt niveau. Kog i 4,5 timer ved lav temperatur eller indtil både kylling og græskar er kogt og blødt.
- Rør sauce i crock pot inden servering.

ERNÆRING: Kalorier 321 | Fedt i alt 12g | Netto kulhydrater: 17g | Protein 35 g)

74.Sød kartoffelgryderet

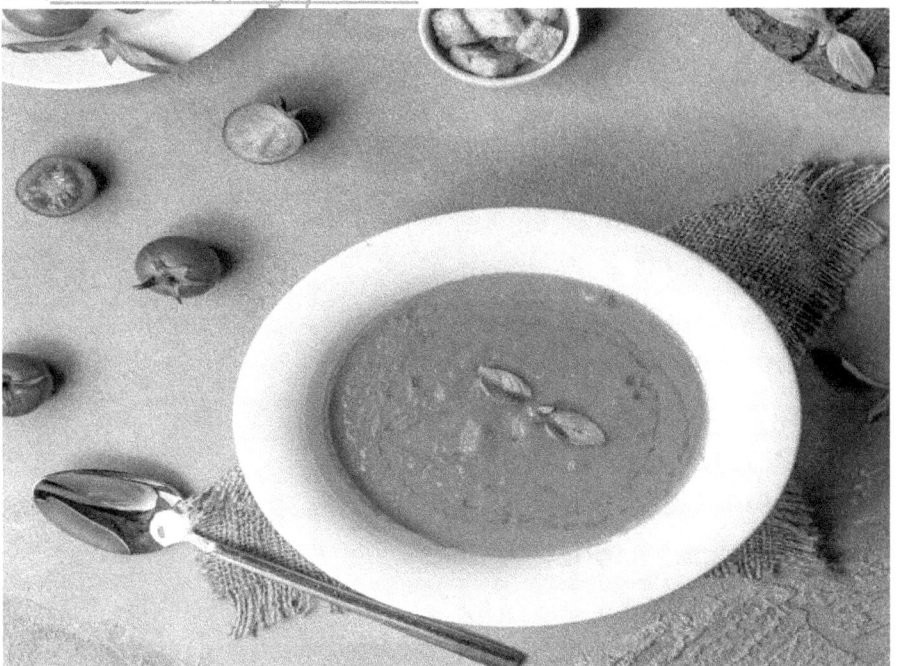

Samlet tid: 6 TIMER 20 MIN| Server: 6

INGREDIENSER:
- 2 kopper søde kartofler i tern
- 4 udbenede kyllingebryst
- 4 udbenede kyllingelår
- 2 dl hønsefond
- 1 ½ kopper hakket grøn peberfrugt
- 1 ¼ kop friske tomater i tern
- ¾ kop dåse tomater, løg og chili mix
- 1 spsk Cajun eller karrykrydderi
- 2 fed hvidløg, hakket
- ¼ kop cremet nødde
- Frisk koriander
- Hakkede ristede nødder

INSTRUKTIONER:
- I en langsom komfur blandes søde kartofler, kylling, bouillon, peberfrugt, hakkede tomater, tomater og grønne chilier, Cajun-krydderier og hvidløg.
- Dæk til og kog ved lav varme i 10 til 12 timer eller ved høj varme i 5 til 6 timer.
- Fjern 1 kop varm væske fra komfuret. Pisk væsken med nøddesmør i en skål. Tilsæt blandingen i komfuret.
- Server toppet med koriander og, hvis det ønskes, jordnødder.

ERNÆRING: Kalorier 399 | Fedt i alt 21g | Netto kulhydrater: 13,5 g | Protein 37g)

75. Beef Shin Stew

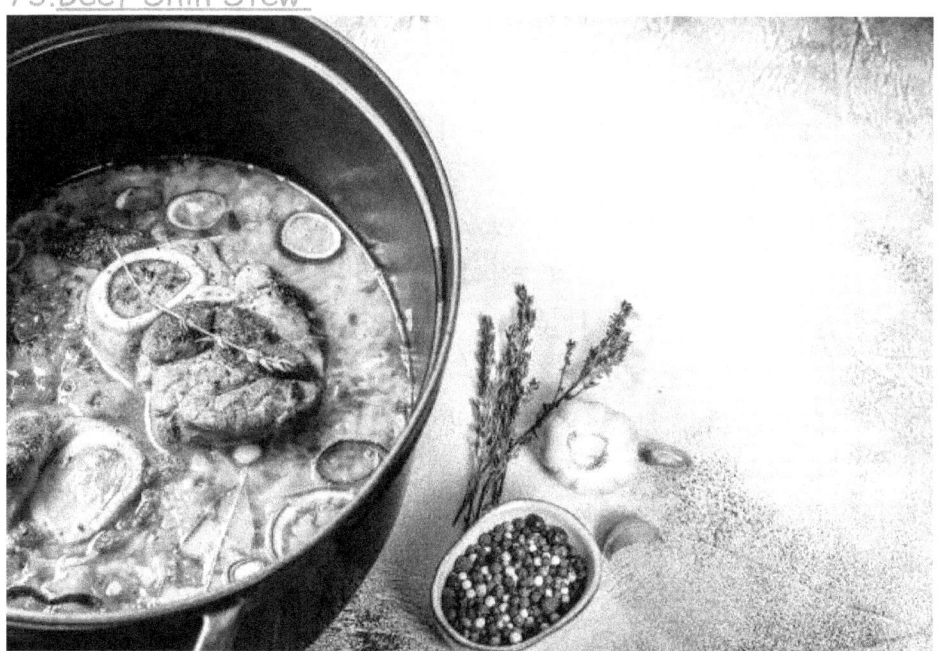

Samlet tid: 3 TIMER 25 MIN| Servering: 8)

INGREDIENSER:
- 2 lbs. kvalitets skinnekød af oksekød, i tern
- 4 spsk olivenolie
- 2 rødløg, pillet og hakket groft
- 3 stk gulerødder, skrællet og hakket groft
- 3 selleristænger, trimmet og hakket groft
- 4 fed hvidløg, usrællede
- et par kviste frisk rosmarin
- 2 laurbærblade
- 2 kopper svampe
- 2 kopper babymarv
- Salt og peber efter smag
- 1 spsk psylliumskaller
- 2 dåser tomater
- ⅔ Flaske rødvin

INSTRUKTIONER:
- Forvarm din ovn til 360 F.
- Opvarm olivenolie i en tykbundet ovnfast gryde og svits løg, gulerødder, selleri, hvidløg, krydderurter og svampe i 5 minutter, indtil de er bløde lidt.
- Rul imens oksekødet i psylliumskaller.
- Tilsæt derefter kødet i gryden og rør, indtil alle ingredienser er blandet.
- Tilsæt tomater, vin og et nip salt og peber og bring det forsigtigt i kog.
- Når det koger, sluk for varmen og dæk gryden med staniol i dobbelt tykkelse og låg.

- Sæt gryden i ovnen for at tilberede og udvikle smag i 3 timer, eller indtil oksekødet kan trækkes fra hinanden med en ske.
- Smag til og tilsæt eventuelt mere salt.
- Server og nyd.

ERNÆRING: Kalorier 315 | Fedt i alt 7g | Netto kulhydrater: 7g | Protein 20 g)

76. Tunfiskegryderet

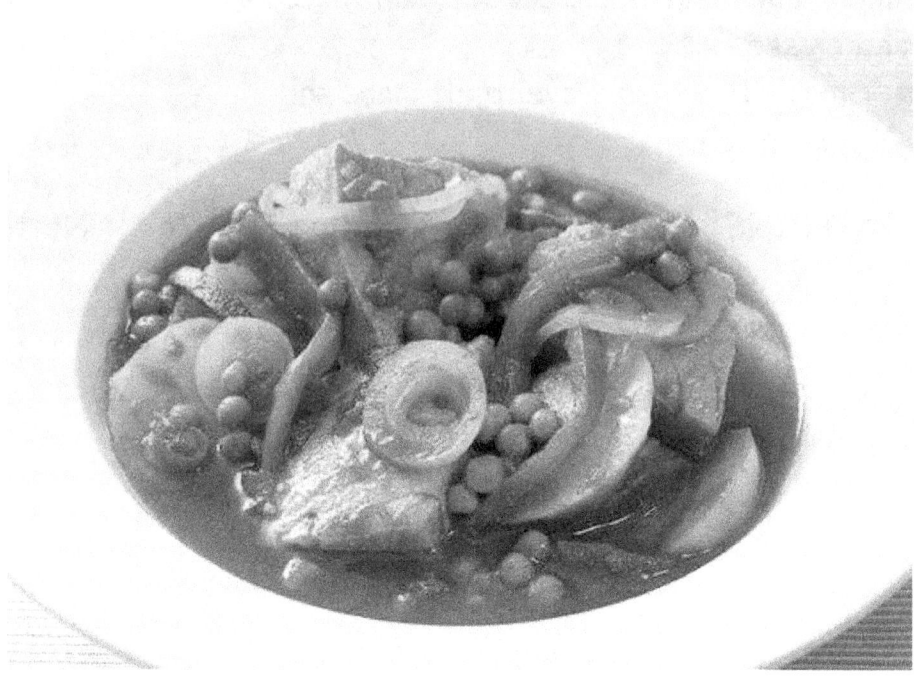

Samlet tid: 25 MIN Server: 2

INGREDIENSER:
- 1 dåse tun i vand, drænet
- 1 spsk smør
- ¼ lille løg, finthakket
- 1 fed hvidløg, hakket
- 1 tsk frisk ingefær, revet
- ½ dåse tomater, fint hakkede
- 1 kop spinat, finthakket
- 1 lille gulerod, revet
- 1 tsk karrypulver 1 tsk gurkemeje
- ½ tsk cayennepeber (valgfrit)
- Salt og peber efter smag

INSTRUKTIONER:
- Steg løg, hvidløg og ingefær i smør.
- Tilsæt tomater, når løgene er bløde.
- Stykker og nok vand til at lave en gryderet til spinat, gulerod og tunfisk. Kog ved lav varme i cirka 15 minutter.
- Overkog ikke spinat.
- Damp 2 kopper blomkål, mos og tilsæt 1 spsk smør. Server gryderet ovenpå caulimashen.

ERNÆRING: Kalorier 253 | Fedt i alt 5g | Netto kulhydrater: 7g | Protein 25g | Fiber: 2g)

77. Blomkål og ostesaft

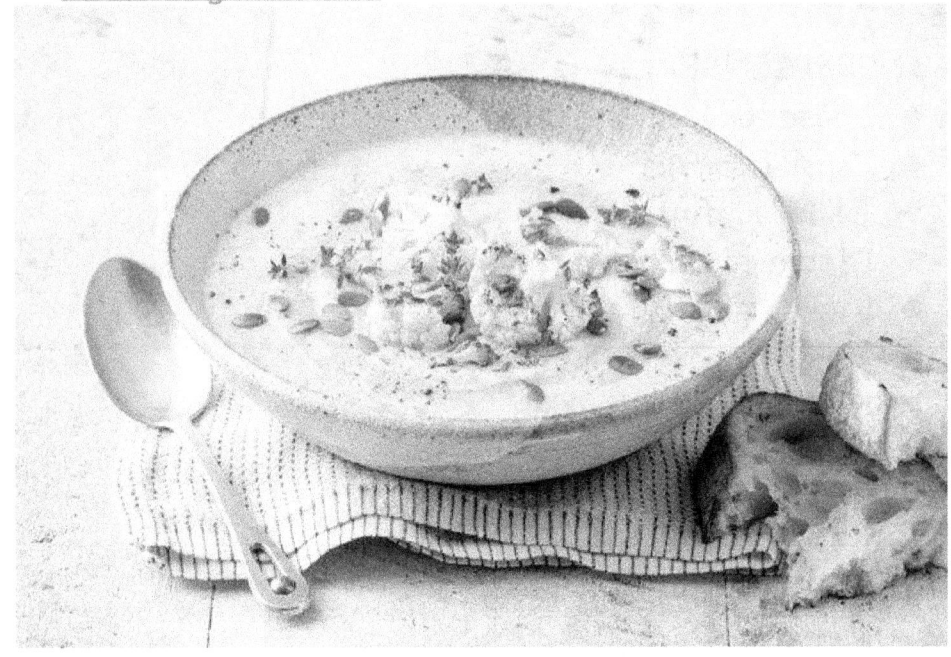

Samlet tid: 30 MIN Server: 4

INGREDIENSER:
- 4 kopper blomkålsbuketter, hakket
- 4 baconstrimler
- 1 spsk økologisk smør
- 2 fed hvidløg, hakket
- 1 løg, finthakket
- $\frac{1}{4}$ kop mandelmel
- 4 kopper lav-natrium kylling bouillon
- $\frac{1}{2}$ kop mælk
- $\frac{1}{4}$ kop let fløde
- 1 kop cheddar, strimlet
- Salt og peber efter smag

INSTRUKTIONER:
- Kog baconen i en stor gryde. Tag den op af gryden, når den er kogt, og stil den til side.
- Brug den samme gryde til at sætte varmen på medium og smid løgene i. Kog i 3 minutter og tilsæt derefter hvidløg og blomkålsbuketter og steg i yderligere 5 minutter.
- Tilsæt melet i gryden og pisk konstant i et minut.
- Hæld hønsebouillon, mælk og let fløde ved og rør i 3 minutter.
- Lad det simre i 15 minutter og sluk derefter for varmen.
- Kom cheddarosten i gryden, smag til med salt og peber og rør igen.
- Server med hakket bacon på toppen.

ERNÆRING: Kalorier 268 | Fedt i alt 15,9 g | Netto kulhydrater: 11,9 g | Protein 19,5g | Fiber: 3,1 g)

78.Kylling Bacon Chowder

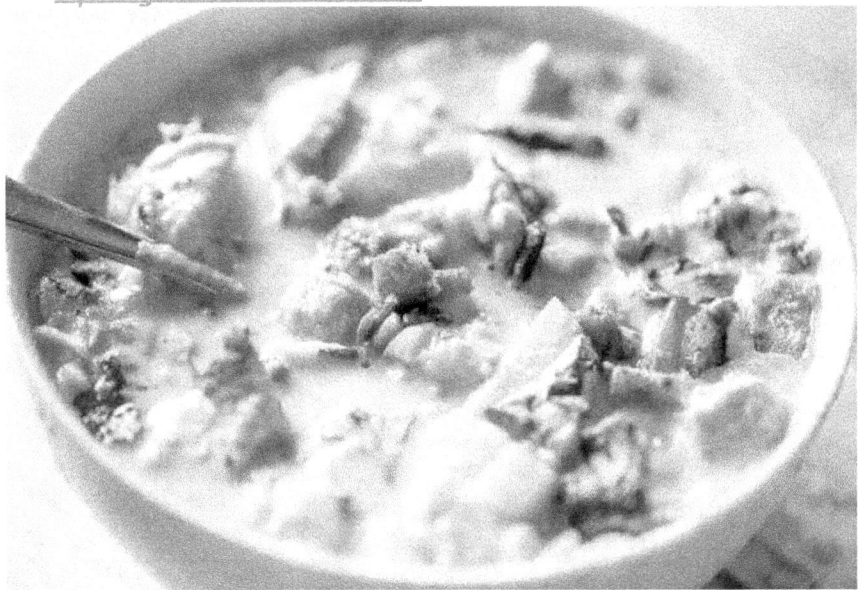

Samlet tid: 8 TIMER 10 MIN| Server: 5

INGREDIENSER:
- 4 fed hvidløg - hakket
- 1 porre - renset, trimmet og skåret i skiver
- 2 ribben selleri - i tern
- 1 punnet knap champignon - skåret i skiver
- 2 mellemsøde løg - i tynde skiver
- 4 spsk smør
- 2 dl hønsefond
- 6 udbenet, skindfri kyllingebryst, sommerfuglede
- 8 oz. flødeost
- 1 kop tung fløde
- 1 pakke stribet bacon - kogt sprødt, og smuldret
- 1 tsk salt
- 1 tsk peber
- 1 tsk hvidløgspulver
- 1 tsk timian

INSTRUKTIONER:
- Vælg lav indstilling på din slow cooker.
- Læg 1 kop hønsefond, løg, hvidløg, svampe, porrer, selleri, 2 spsk smør og salt og peber i din slow cooker.
- Læg låg på, og kog ingredienserne ved lav temperatur i 1 time.
- Brun kyllingebryst i en stegepande med 2 spsk smør.
- Tilsæt den resterende 1 kop hønsefond.
- Skrab bunden af gryden for at fjerne eventuelt kylling, der kan have sat sig fast i bunden.
- Fjern fra panden og stil til side, hæld fedtet fra panden over kyllingen.

- Tilsæt timian, tung fløde, hvidløgspulver og flødeost i din slow cooker.
- Rør indholdet af slowcookeren, indtil flødeosten er smeltet ind i retten.
- Skær kyllingen i tern. Tilsæt bacon og kyllingetern i slow cookeren. Rør ingredienserne og kog ved lav temperatur i 6-8 timer.

ERNÆRING: Kalorier 355 | Fedt i alt 21g | Netto kulhydrater: 6,4g | protein 28g)

DESSERTER

79.Morgen Zephyr kage

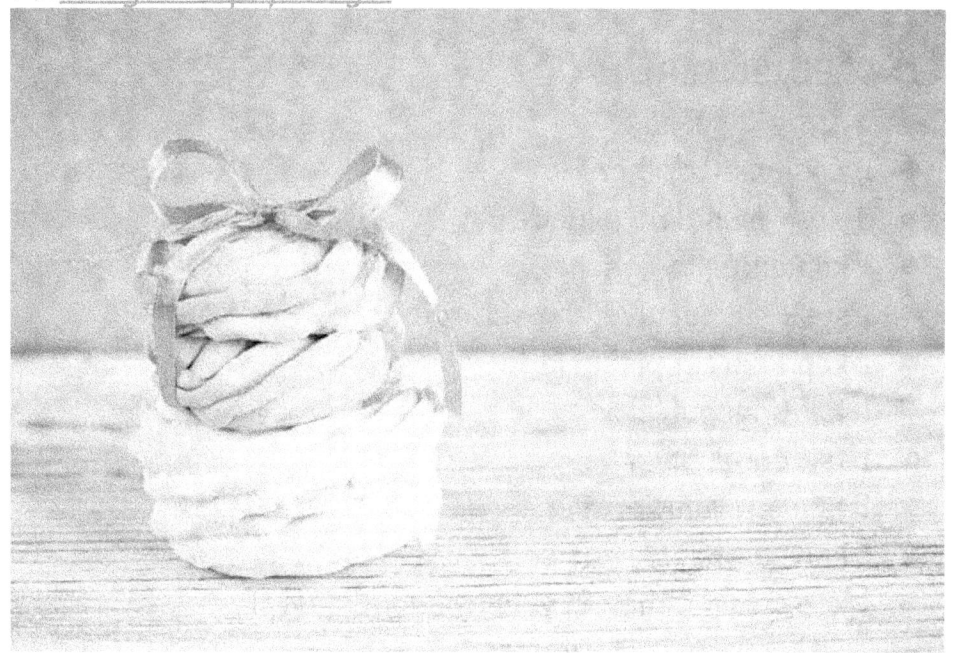

Samlet tid: 40 min Servering: 8)

INGREDIENSER:
- 3 spsk kokosolie
- 2 spsk malede hørfrø
- 8 spsk mandler, malede
- 1 kop græsk yoghurt
- 1 spsk kakaopulver til aftørring
- 1 kop kraftig piskefløde
- 1 tsk bagepulver
- 1 tsk bagepulver
- 1 tsk ren vaniljeessens
- 1 knivspids lyserødt salt
- 1 kop Stevia eller Erythritol sødemiddel

INSTRUKTIONER:
- Forvarm ovnen til 350 F grader.
- Tilsæt først de malede mandler, malede hørfrø og bagepulver og sodavand i blenderen. Blend i et minut.
- Tilsæt salt, kokosolie og blend lidt mere. Tilsæt sødemidlet og blend i 2-3 minutter.
- Tilsæt den græske yoghurt og blend i et minut eller deromkring, indtil en fin konsistens er nået.
- Tag dejen ud i en skål og tilsæt vaniljeessens, og bland med let hånd.
- Smør bradepanden og kom dejen i den.
- Bages i 30 minutter. Lad afkøle på en rist. Tjene.

ERNÆRING: Kalorier 199,84 | Fedt i alt 20,69 g | Netto kulhydrater: 3,22g | Protein 2,56g | Fiber 1,17 g)

80.Peanut Butter Balls

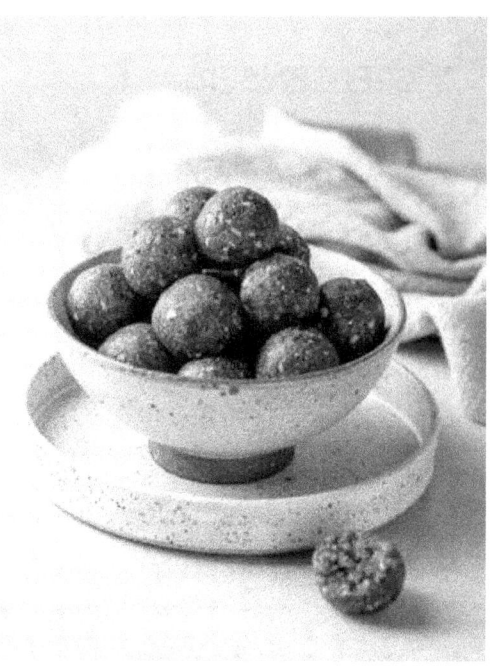

Samlet tid: 22 MIN| serverer: 16)

INGREDIENSER:
- 2 æg
- 2 1/2 kopper jordnøddesmør
- 1/2 kop revet kokosnød (usødet)
- 1/2 kop Xylitol
- 1 spsk ren vaniljeekstrakt

INSTRUKTIONER:
- Forvarm ovnen til 320 F.
- Bland alle ingredienser sammen med dine hænder.
- Når ingredienserne er grundigt blandet, rulles til dybede spsk store kugler og trykkes på en bageplade beklædt med bagepapir.
- Bages i forvarmet ovn i 12 minutter.
- Når den er klar, lad den køle af på en rist.
- Server og nyd.

ERNÆRING: Kalorier 254,83 | Fedt i alt 21,75 g| Netto kulhydrater: 8,31g | Protein 10,98g | Fiber 2,64 g)

81.Pekan Hørfrø Blondies

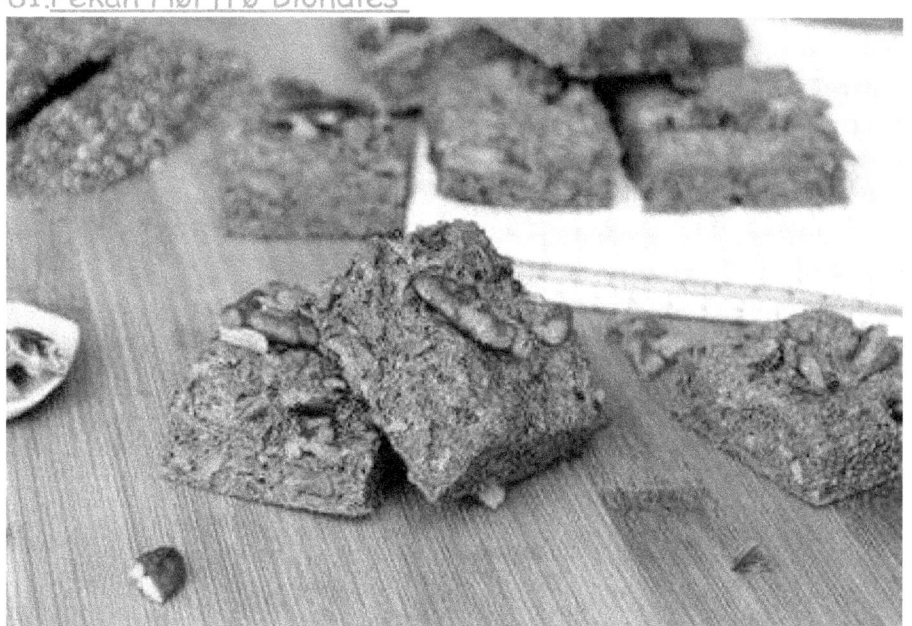

Samlet tid: 40 min serverer: 16)

INGREDIENSER:

- 3 æg
- 2 1/4 kopper pekannødder, ristede
- 3 spsk tung fløde
- 1 spsk saltet karamelsirup
- 1/2 kop hørfrø, malet
- 1/4 kop smør, smeltet
- 1/4 kop erythritol, pulveriseret
- 10 dråber flydende stevia
- 1 tsk bagepulver
- 1 knivspids salt

INSTRUKTIONER:

- Forvarm ovnen til 350F.
- Rist pekannødder i en bradepande i 10 minutter.
- Kværn 1/2 kop hørfrø i en krydderikværn. Læg hørfrøpulver i en skål. Kværn Erythritol i en krydderikværn, indtil den er pulveriseret. Sæt i samme skål som hørfrømelet.
- Kom 2/3 af de ristede pekannødder i en foodprocessor og forarbejd indtil et glat nøddesmør er dannet.
- Tilsæt æg, flydende Stevia, saltet karamelsirup og en knivspids salt til hørfrøblandingen. Bland godt. Tilsæt pecansmør til dejen og bland igen.
- Knus de resterende ristede pekannødder i stykker.
- Tilsæt knuste pekannødder og 1/4 kop smeltet smør i dejen.
- Bland dejen godt og tilsæt derefter tung fløde og bagepulver. Bland det hele godt sammen.

- Læg dejen i en bageplade og bag i 20 minutter.
- Lad afkøle i cirka 10 minutter.
- Skær i firkanter og server.

ERNÆRING: Kalorier 180,45 | Fedt i alt 18,23g | Netto kulhydrater: 3,54 g | Protein 3,07g | Fiber 1,78 g)

82.Pebermyntechokoladeis

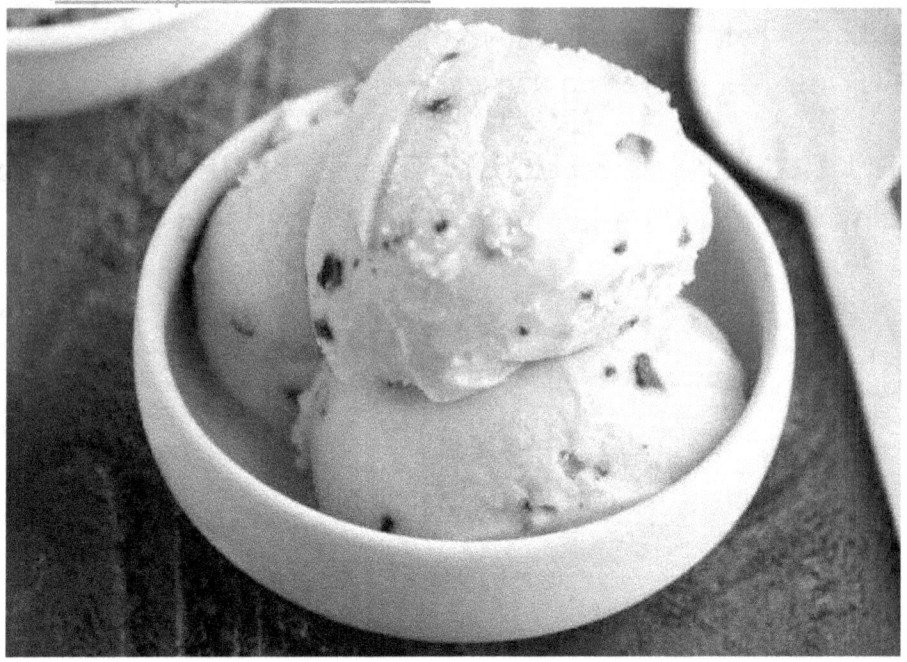

Samlet tid: 35 min Server: 3

INGREDIENSER:
- 1/2 tsk pebermynteekstrakt
- 1 kop tung fløde
- 1 kop ostecreme
- 1 tsk ren vaniljeekstrakt
- 1 tsk flydende Stevia ekstrakt
- 100% mørk chokolade til topping

INSTRUKTIONER:
- Stil isskålen i fryseren.
- Tilsæt alle ingredienser undtagen chokolade i en metalskål og pisk godt.
- Sæt tilbage i fryseren i 5 minutter.
- Sæt en ismaskine op og tilsæt væske.
- Inden servering toppes isen med chokoladespåner. Tjene.

ERNÆRING: Kalorier 286,66 | Fedt i alt 29,96g | Netto kulhydrater: 2,7 g | Protein 2,6 g)

83. Puff-up kokosvafler

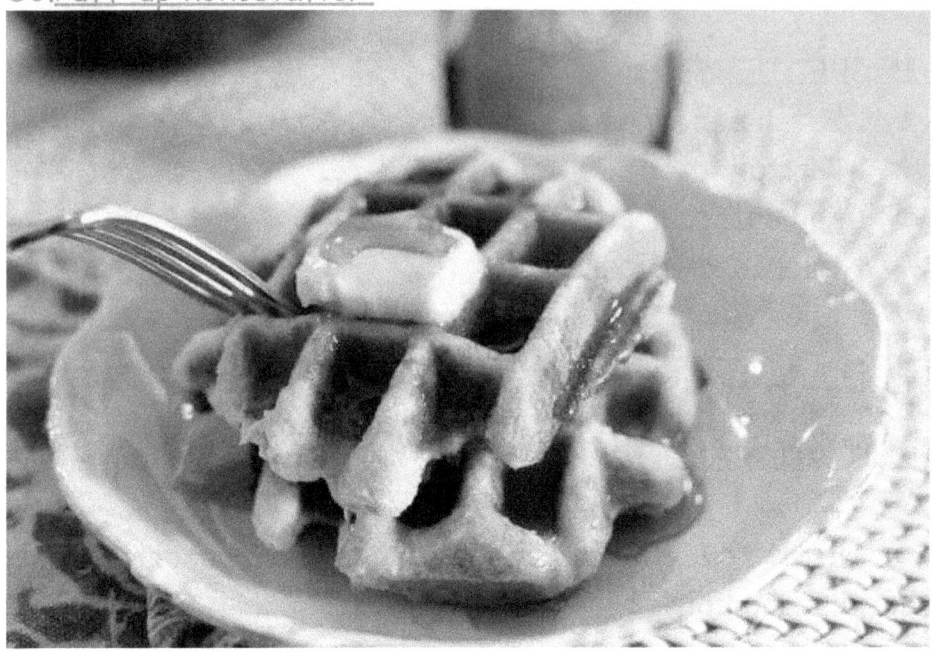

Samlet tid: 20 MIN Servering: 8)

INGREDIENSER:
- 1 kop kokosmel
- 1/2 kop tung (piske) fløde
- 5 æg
- 1/4 tsk pink salt
- 1/4 tsk natron
- 1/4 kop kokosmælk
- 2 tsk Yacon sirup
- 2 spsk kokosolie (smeltet)

INSTRUKTIONER:
- Tilsæt æggene i en stor skål og pisk med en elektrisk håndmixer i 30 sekunder.
- Tilsæt den tunge (piske) fløde og kokosolie i æggene, mens du stadig rører. Tilsæt kokosmælk, kokosmel, lyserødt salt og natron. Bland med håndmikseren i 45 sekunder ved lav hastighed. Sæt til side.
- Varm din vaffelmaskine godt op og lav vaflerne i henhold til dine produktionsspecifikationer.
- Serveres varm.

ERNÆRING: Kalorier 169,21 | Fedt i alt 12,6g | Netto kulhydrater: 9,97 g | Protein 4,39g | Fiber 0,45 g)

84. Hindbær chokoladecreme

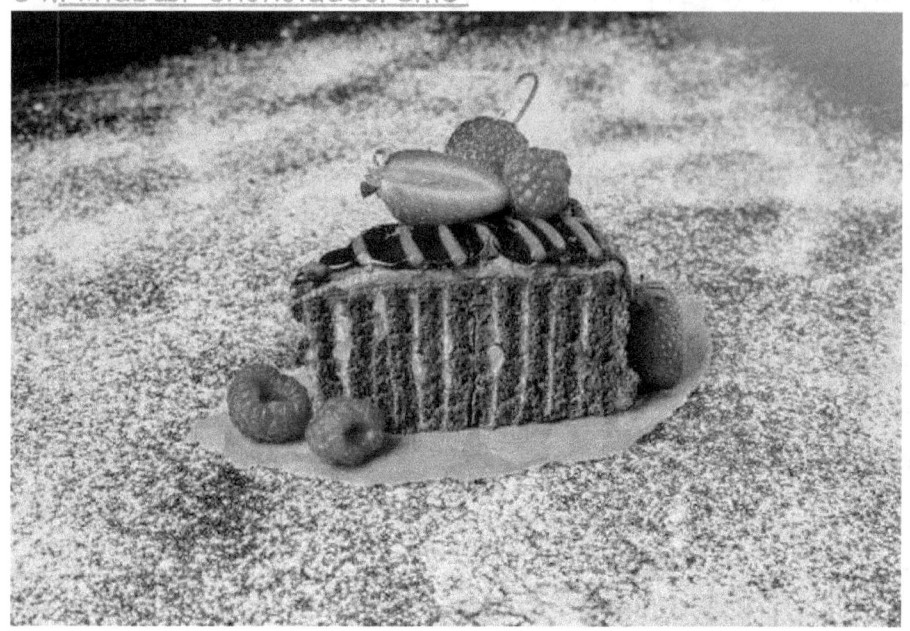

Samlet tid: 15 MIN Server: 4

INGREDIENSER:
- 1/2 kop 100% mørk chokolade, hakket
- 1/4 kop tung fløde
- 1/2 kop flødeost, blødgjort
- 2 spsk hindbærsirup uden sukker
- 1/4 kop Erythritol

INSTRUKTIONER:
- I en dobbelt kedel smeltes hakket chokolade og flødeosten. Tilsæt Erythritol sødemidlet og fortsæt med at røre. Fjern fra varmen, lad afkøle og sæt til side.
- Når cremen er afkølet, tilsættes tung fløde og hindbærsirup og rør godt.
- Hæld fløde i en skål eller glas og server. Opbevares på køl.

ERNÆRING: Kalorier 157,67 | Fedt i alt 13,51g | Netto kulhydrater: 7,47g | Protein 1,95g | Fiber 1g)

85. Rå kakao hasselnødde cookies

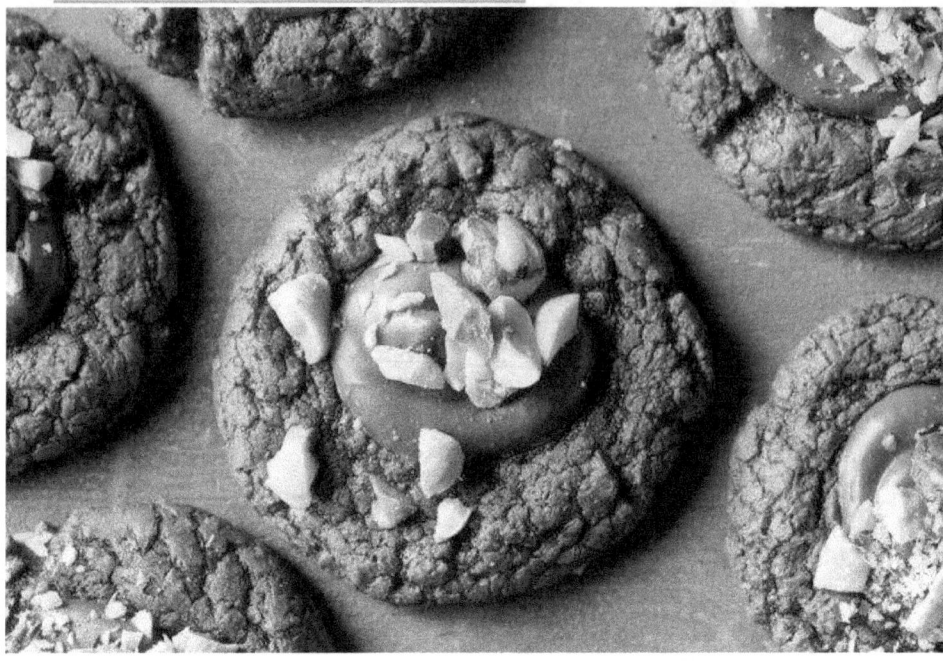

Samlet tid: 6 timer serverer: 24)

INGREDIENSER:
- 2 kopper mandelmel
- 1 kop hakkede hasselnødder
- 1/2 kop kakaopulver
- 1/2 kop malet hør
- 3 spsk kokosolie (smeltet)
- 1/3 kop vand
- 1/3 kop Erythritol
- 1/4 tsk flydende Stevia

INSTRUKTIONER:
- I en skål blandes hør og mandelmel, kakaopulver.
- Rør olie, vand, agave og vanilje i. Når det er godt blandet, rør i hakkede hasselnødder.
- Form til kugler, tryk flade med håndfladerne og læg dem på dehydratorskærme.
- Dehydrer en time ved 145°C, reducer derefter til 116°C og dehydrer i mindst fem timer.
- Server og nyd.

ERNÆRING: Kalorier 181,12 | Fedt i alt 15,69 g | Netto kulhydrater: 8,75 g | Protein 4,46g | Fiber: 3,45 g)

86. Syndfri Græskar Cheesecake Muffins

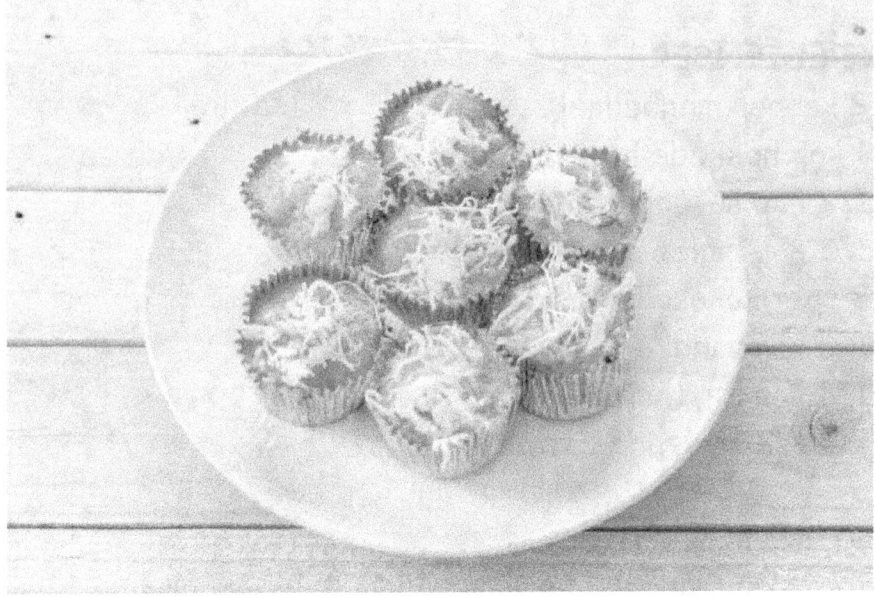

Samlet tid: 15 MIN Server: 6

INGREDIENSER:
- 1/2 kop pureret græskar
- 1 tsk græskartærtekrydderi
- 1/2 kop pekannødder, fint malet
- 1/2 kop flødeost
- 1 spsk kokosolie
- 1/2 tsk ren vaniljeekstrakt
- 1/4 tsk ren Yaconsirup eller Erythritol

INSTRUKTIONER:
- Forbered en muffinform med foringer.
- Læg et par malede pekannødder i hver muffinform og lav en tynd skorpe.
- I en skål blandes sødemiddel, krydderier, vanilje, kokos og græskarpuréen. Tilsæt flødeosten og pisk indtil blandingen er godt blandet.
- Øs omkring to spiseskefulde fyldblanding oven på hver skorpe, og glat kanterne.
- Stil i fryseren i cirka 45 minutter.
- Tag den ud af muffinsformen og lad den stå i 10 minutter. Tjene.

ERNÆRING: Kalorier 157,34 | Fedt i alt 15,52 g | Netto kulhydrater: 3,94g | Protein 2,22g | Fiber: 1,51 g)

87.Syrlige hasselnøddekiks med pilrotste

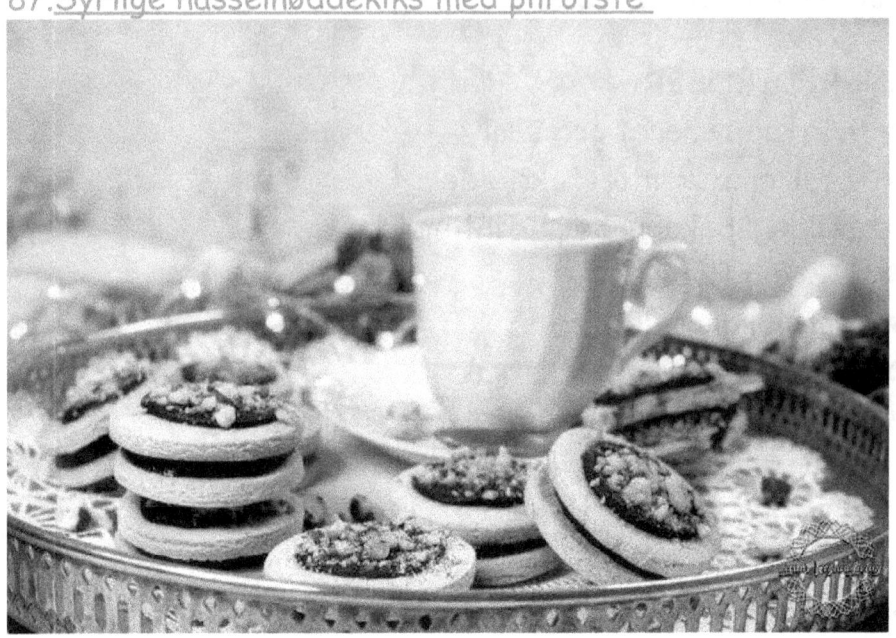

Samlet tid: 50 MIN Serverer: 12

INGREDIENSER:
- 1 æg
- 1/2 kop hasselnødder
- 3 spsk kokosolie
- 2 kopper mandelmel
- 2 spsk arrowroot te
- 2 tsk ingefær
- 1 spsk kakaopulver
- 1/2 kop grapefrugtjuice
- 1 appelsinskal fra en halv appelsin
- 1/2 tsk natron
- 1 knivspids salt

INSTRUKTIONER:
- Forvarm ovnen til 360 F.
- Lav arrowroot te og lad den køle af.
- Blend hasselnødderne i en foodprocessor. Tilsæt de resterende ingredienser og fortsæt med at blende, indtil det er godt blandet. Form småkager med dejen med hænderne.
- Læg småkagerne på bagepapir, og bag dem i 30-35 minutter. Tag pladen ud af ovnen, når den er klar, og lad den køle af.
- Serveres varm eller kold.

ERNÆRING: Kalorier 224,08 | Fedt i alt 20,17g | Netto kulhydrater: 8,06g | Protein 6,36g | Fiber 3,25 g)

88. Tartar Zero-Belly Cookies

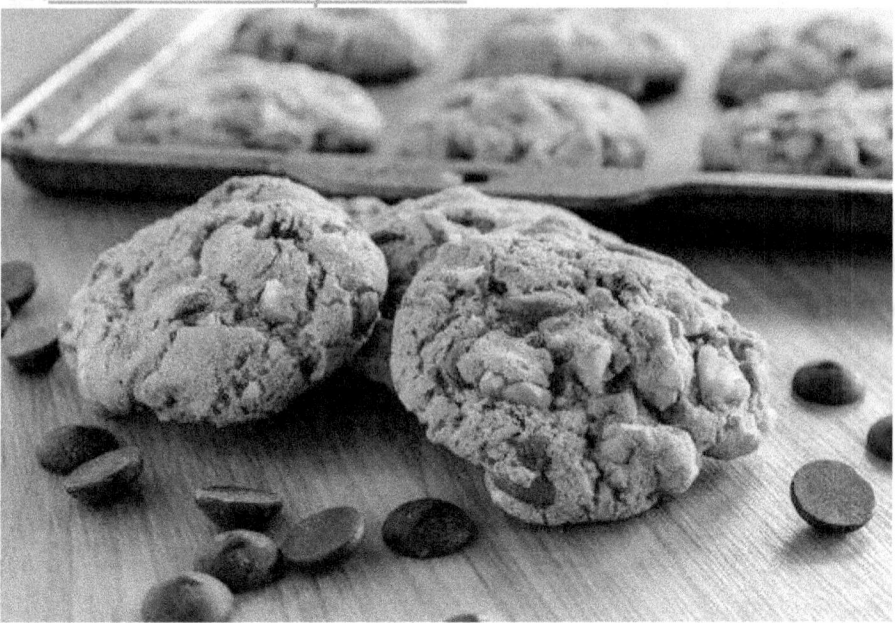

Samlet tid: 35 min Servering: 8)

INGREDIENSER:
- 3 æg
- 1/8 tsk fløde tatar
- 1/3 kop flødeost
- 1/8 tsk salt
- Noget olie til smøring

INSTRUKTIONER:
- Forvarm ovnen til 300 F.
- Beklæd bagepladen med bagepapir og smør med lidt olie.
- Skil æg fra æggeblommerne. Sæt begge i forskellige røreskåle.
- Begynd at piske æggehviderne med en elektrisk håndmixer, til de er super boblende. Tilsæt fløde af tatar og pisk indtil stive toppe dannes.
- Tilsæt flødeost og lidt salt i æggeblommeskålen. Pisk indtil æggeblommerne er lysegule.
- Bland æggehviderne i flødeostblandingen. Rør grundigt.
- Lav småkager og læg dem på bagepapiret.
- Bages i cirka 30-40 minutter. Når de er klar, lad dem køle af på en rist og server.

ERNÆRING: Kalorier 59,99 | Fedt i alt 5,09 g | Netto kulhydrater: 0,56 g | Protein 2,93 g)

89. Is med vilde jordbær

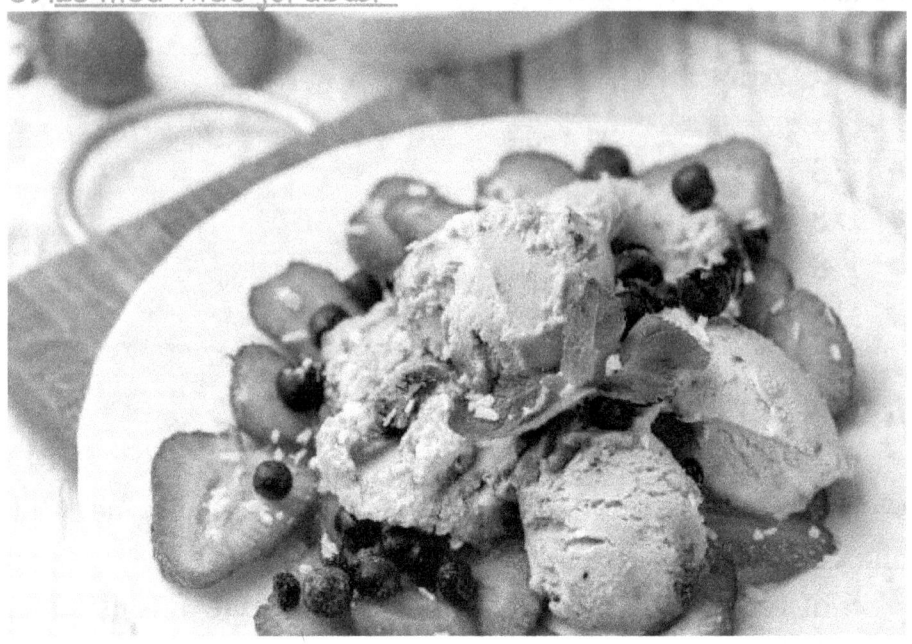

Samlet tid: 5 min Server: 4

INGREDIENSER:
- 1/2 kop vilde jordbær
- 1/3 kop flødeost
- 1 kop tung fløde
- 1 spsk citronsaft
- 1 tsk ren vaniljeekstrakt
- 1/3 kop af dit yndlingssødestof
- Isterninger

INSTRUKTIONER:
- Kom alle ingredienser i en blender. Blend indtil det hele er inkorporeret godt.
- Stil på køl i 2-3 timer før servering.

ERNÆRING: Kalorier 176,43 | Fedt i alt 17,69 g | Netto kulhydrater: 3,37 g | Protein 1,9 g | Fiber 0,39 g)

90.Mini Lemon Cheesecakes

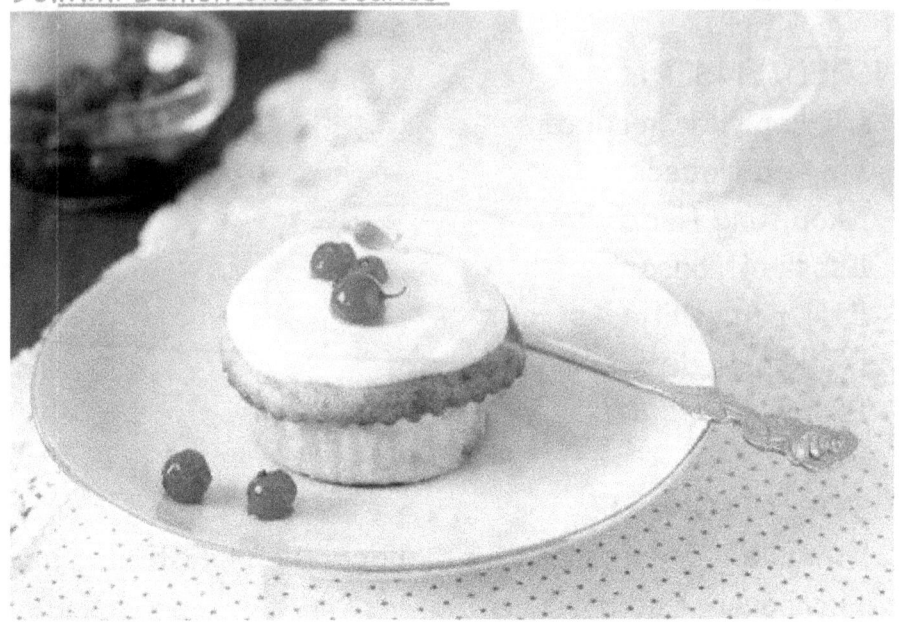

Samlet tid: 5 min Server: 6

INGREDIENSER:
- 1 spsk citronskal, revet
- 1 tsk citronsaft
- ½ tsk steviapulver eller (Truvia)
- 1/4 kop kokosolie, blødgjort
- 4 spsk usaltet smør, blødgjort
- 4 ounce flødeost (tung fløde)

INSTRUKTIONER:
- Blend alle ingredienser sammen med en håndmikser eller blender, indtil det er glat og cremet.
- Forbered en cupcake eller muffinform med 6 papirliner.
- Hæld blandingen i den forberedte form og stil den i fryseren i 2-3 timer eller indtil den er fast.
- Drys kopper med yderligere citronskal. Eller prøv at bruge hakkede nødder eller strimlet, usødet kokosnød.

ERNÆRING: Kalorier 213 | Fedt i alt 23g | Netto kulhydrater: 0,7g | Protein 1,5 g | Fiber: 0,1 g)

91. Fudgy jordnøddesmør firkanter

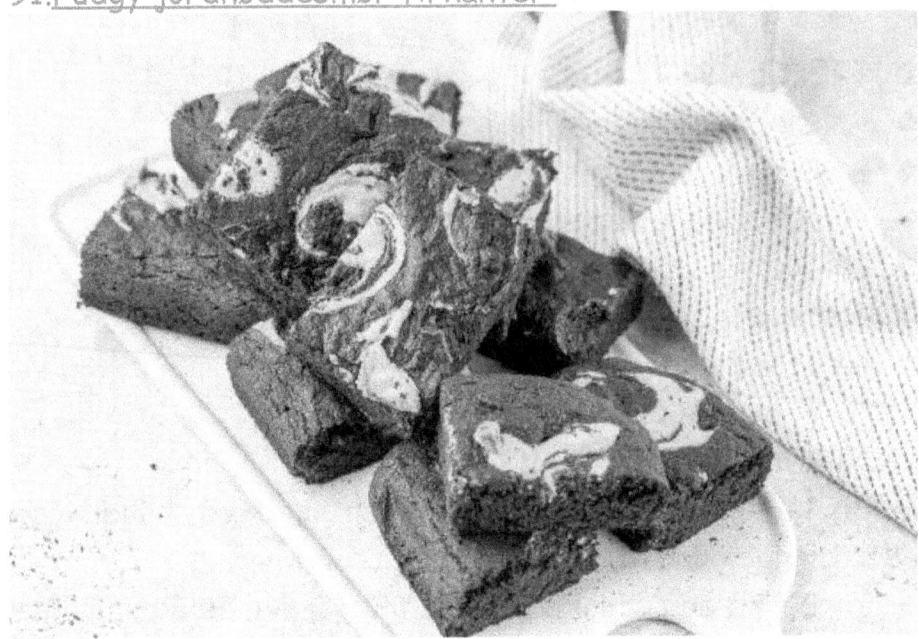

Samlet tid: 10 MIN Serverer: 12

INGREDIENSER:
- 1 kop naturligt cremet jordnøddesmør
- 1 kop kokosolie
- 1/4 kop usødet vanilje mandelmælk
- en knivspids groft havsalt
- 1 tsk vaniljeekstrakt
- 2 tsk flydende stevia (valgfrit)

INSTRUKTIONER:
- Blødgør jordnøddesmør og kokosolie sammen i en skål, der tåler mikrobølgeovn. (Ca. 1 minut ved middel-lav varme.)
- Kombiner det blødgjorte jordnøddesmør og kokosolie med de resterende ingredienser i en blender eller foodprocessor.
- Blend indtil grundigt kombineret.
- Hæld i en 9X4" brødform, der er beklædt med bagepapir.
- Stil på køl indtil stivnet. Omkring 2 timer.
- God fornøjelse.

ERNÆRING: Kalorier 292 | Fedt i alt 28,9 g | Netto kulhydrater: 4,1g | Protein 6g | Fiber 1,4 g)

92.Citronfirkanter og kokoscreme

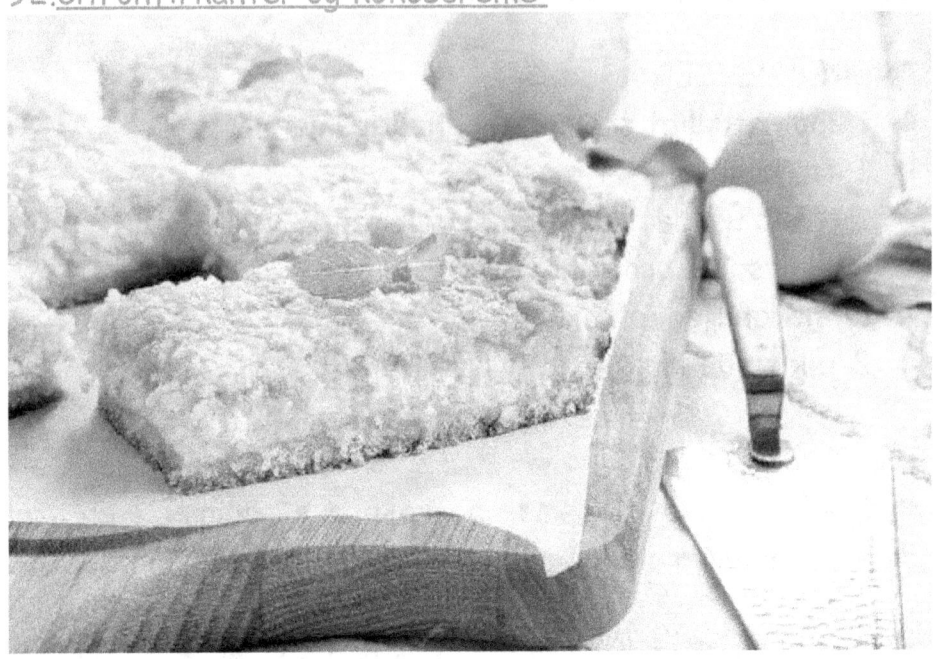

Samlet tid: 1 TIME 5 MIN| Servering: 8)

INGREDIENSER:

Grundlag:
- 3/4 kop kokosflager
- 2 spsk kokosolie
- 1 spsk malede mandler

FLØDE:
- 5 æg
- 1/2 citronsaft
- 1 spsk kokosmel
- 1/2 kop Stevia sødemiddel

INSTRUKTIONER:

TIL BASE
- Forvarm ovnen til 360 F.
- I en skål lægges alle basisingredienser og med rene hænder blandes det hele godt, indtil det er blødt.
- Smør et rektangulært ovnfad med kokosolie. Hæld dejen i en bradepande. Bages i 15 minutter, indtil de er gyldenbrune. Stil til side til afkøling.

TIL CREMMEN
- I en skål eller blender piskes sammen: æg, citronsaft, kokosmel og sødemiddel. Hæld den bagte kage jævnt ud.
- Sæt gryden i ovnen og bag 20 minutter mere.
- Når den er klar stilles den på køl i mindst 6 timer. Skær i tern og server.

ERNÆRING: Kalorier 129 | Fedt i alt 15g | Netto kulhydrater: 1,4g | Protein 5g | Fiber 2,25 g)

93. Rig mandelsmørkage og chokoladesauce

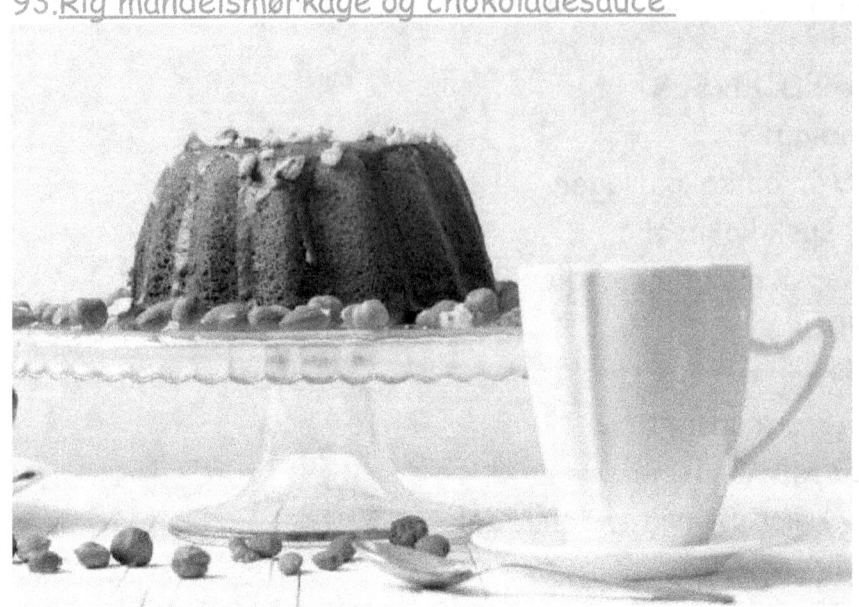

Samlet tid: 10 MIN Serverer: 12

INGREDIENSER:
- 1 kop mandelsmør eller udblødte mandler
- 1/4 kop mandelmælk, usødet
- 1 kop kokosolie
- 2 tsk flydende Stevia sødemiddel efter smag

TOPPING: CHOKOLADESAUCE
- 4 spsk kakaopulver, usødet
- 2 spsk mandelsmør
- 2 spsk Stevia sødemiddel

INSTRUKTIONER:
- Smelt kokosolien ved stuetemperatur.
- Tilsæt alle ingredienser i en skål og bland godt, indtil det er blandet.
- Hæld mandelsmørblandingen på et fad med bagepapir.
- Stil i køleskabet i 3 timer.
- I en skål piskes alle ingredienserne til toppingen sammen. Hæld mandelkagen over efter den er sat. Skær i tern og server.

ERNÆRING: Kalorier 273 | Fedt i alt 23,3g | Netto kulhydrater: 2,4g | Protein 5,8g | Fiber 2g)

94. Jordnøddesmørkage dækket af chokoladesauce

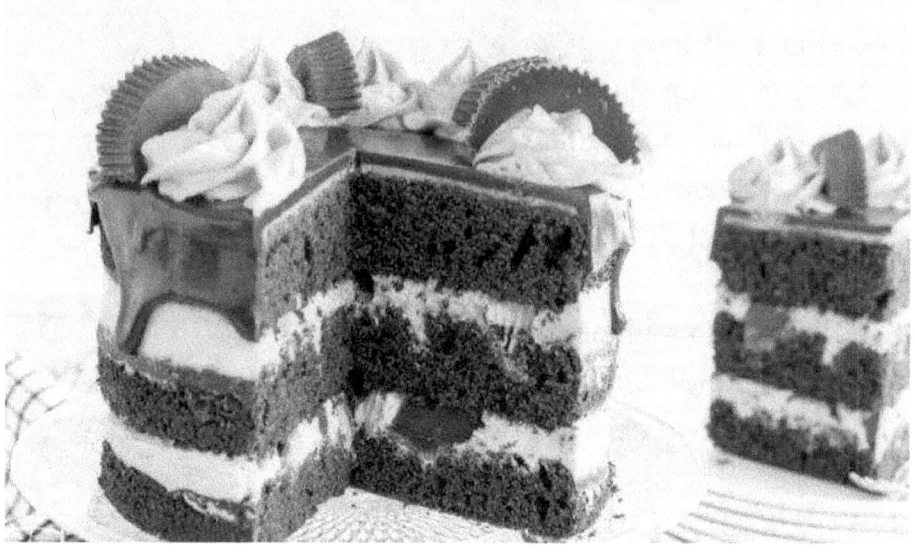

Samlet tid: 10 MIN Serverer: 12

INGREDIENSER:
- 1 kop jordnøddesmør
- 1/4 kop mandelmælk, usødet
- 1 kop kokosolie
- 2 tsk flydende Stevia sødemiddel efter smag

TOPPING: CHOKOLADESAUCE
- 2 spsk kokosolie, smeltet
- 4 spsk kakaopulver, usødet
- 2 spsk Stevia sødemiddel

INSTRUKTIONER:
- Bland kokosolie og jordnøddesmør i en mikrobølgeovnsskål; smeltes i mikroovn i 1-2 minutter.
- Tilføj denne blanding til din blender; tilsæt resten af ingredienserne og blend det godt sammen.
- Hæld jordnøddeblandingen i en bagepapirbeklædt brødform eller et fad.
- Stil på køl i cirka 3 timer; jo længere, jo bedre.
- I en skål piskes alle ingredienserne til toppingen sammen. Hæld jordnøddekonfekten over, efter at den er sat. Skær i tern og server.

ERNÆRING: Kalorier 273 | Fedt i alt 27g | Netto kulhydrater: 2,4g | Protein 6g | Fiber 2g)

SMOOTHIES

95.Grøn kokos Smoothie

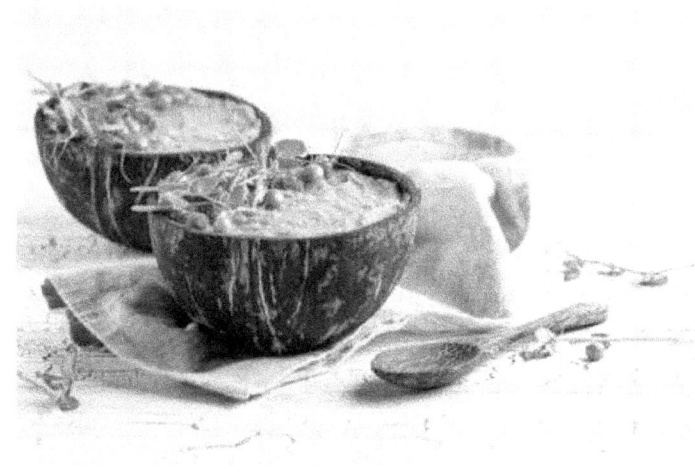

Samlet tid: 10 MIN Server: 2

INGREDIENSER:
- 1 kop kokosmælk
- 1 grønt æble, udkernet og hakket
- 1 kop spinat
- 1 agurk
- 2 spsk barberet kokosnød
- 1/2 kop vand
- isterninger (hvis nødvendigt)

INSTRUKTIONER:
- Kom alle ingredienser og is i en blender; puls indtil glat.
- Server straks.

ERNÆRING: Kalorier 216,57 | Fedt i alt 16,56g | Netto kulhydrater: 8,79 g | Protein 2,88g | Fiber: 4g)

96.Green Devil Smoothie

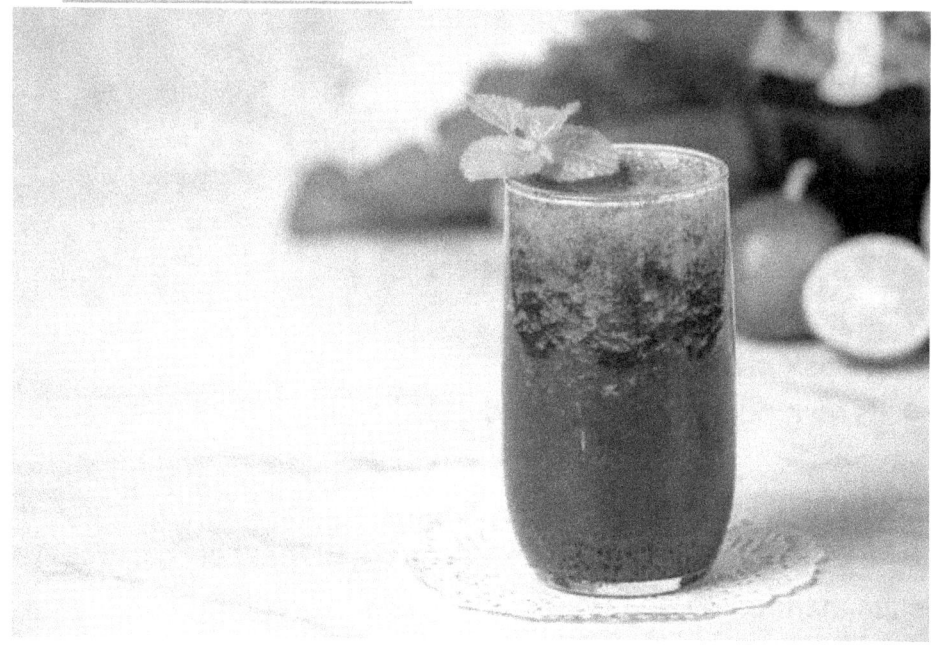

Samlet tid: 10 MIN Server: 2

INGREDIENSER:
- 3 kopper grønkål, frisk
- 1/2 kop kokosyoghurt
- 1/2 kop broccoli, buketter
- 2 selleristængler, hakket
- 2 kopper vand
- 1 spsk citronsaft
- isterninger (hvis nødvendigt)

INSTRUKTIONER:
- Blend alle ingredienser sammen til det er glat og let skummende.

ERNÆRING: Kalorier 117,09 | Fedt i alt 4,98 g | Netto kulhydrater: 1,89 g | Protein 4,09g | Fiber 6,18 g)

97.Green Dream Zero-Mave Smoothie

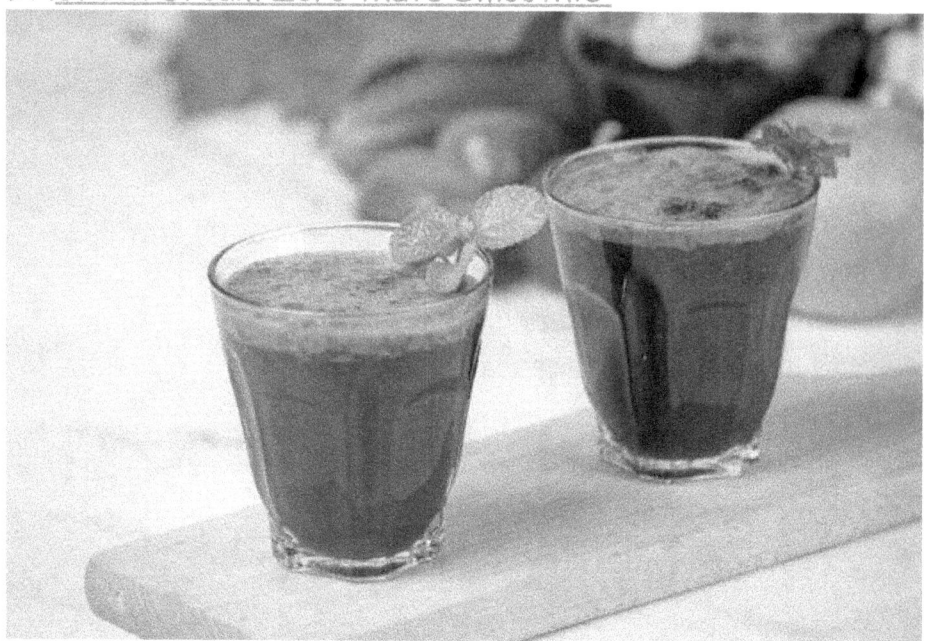

Samlet tid: 10 MIN Server: 4

INGREDIENSER:
- 1 kop rå agurk, skrællet og skåret i skiver
- 4 kopper vand
- 1 kop romainesalat
- 1 kop Haas avocado
- 2 spsk frisk basilikum
- Sødemiddel efter eget valg (valgfrit)
- Håndfuld valnødder
- 2 spsk frisk persille
- 1 spsk revet frisk ingefær
- Isterninger (valgfrit)

INSTRUKTIONER:
- Bland alle ingredienserne i en blender og blend indtil en jævn masse.
- Tilføj is, hvis det bruges. Serveres koldt.

ERNÆRING: Kalorier 50,62| Fedt i alt 3,89 g | Netto kulhydrater: 1,07g | Protein 1,1g | Fiber 2,44 g)

98.Zero-Belly Selleri og Nut Smoothie

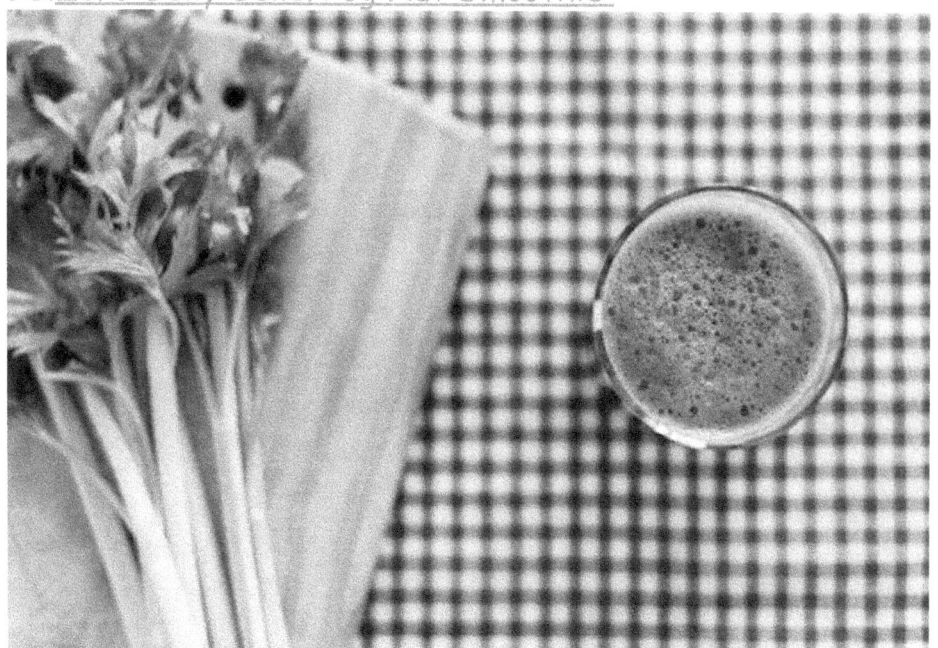

Samlet tid: 10 MIN Server: 2

INGREDIENSER:
- 2 selleristængler
- 1 kop spinatblade, groft hakket
- 1/2 kop pistacienødder (usaltede)
- 1/2 avocado, hakket
- 1/2 kop lime, juice
- 1 spsk hampefrø
- 1 spsk mandler, udblødt
- 1 kop kokosvand
- Isterninger (valgfrit)

INSTRUKTIONER:
- Tilsæt alle ingredienser i en blender med et par isterninger og blend til en jævn masse.

ERNÆRING: Kalorier 349,55 | Fedt i alt 17,88 g | Netto kulhydrater: 5,01g | Protein 11,08g | Fiber 9,8 g)

99.Lime Pebermynte Smoothie

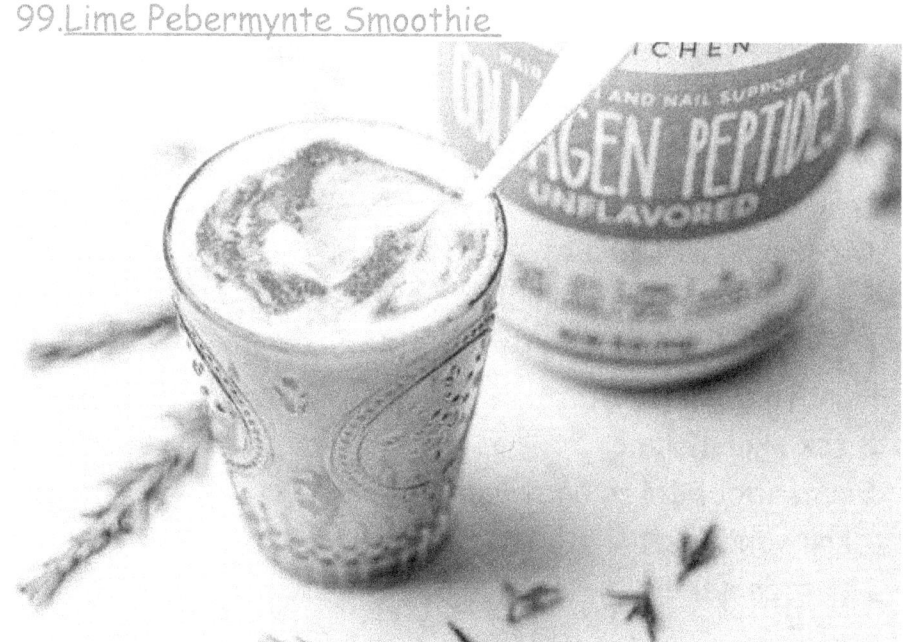

Samlet tid: 5 min   Server: 4

INGREDIENSER:
- 1/4 kop friske mynteblade
- 1/4 kop limesaft
- 1/2 kop agurk, hakket
- 1 spsk friske basilikumblade, hakket
- 1 tsk chiafrø (valgfrit)
- Håndfuld chiafrø
- 3 tsk skal af lime
- Sødemiddel efter eget valg
- 1 kop vand, delt
- Is efter behov

INSTRUKTIONER:
- Kom alle ingredienser i en blender eller foodprocessor. Puls indtil glat.
- Fyld glas med is, hæld limeade i hvert glas, og nyd.

ERNÆRING: Kalorier 28,11 | Fedt i alt 1,16g | Netto kulhydrater: 0,75 g | Protein 0,84g | Fiber 1,98 g)

100.Rød grapefrugt grønkål Smoothies

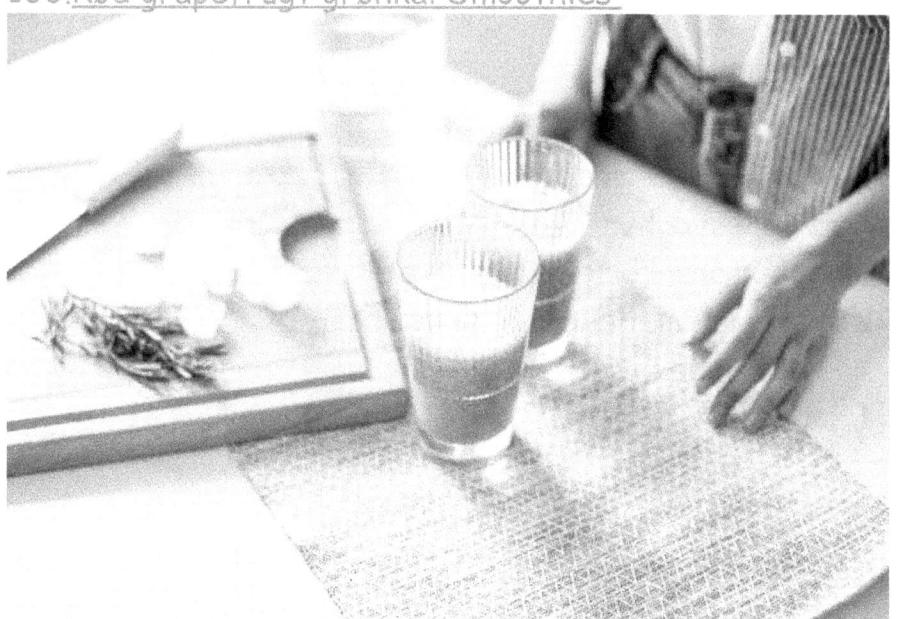

Samlet tid: 10 MIN Server: 4

INGREDIENSER:
- 2 kopper cantaloupe
- 1/4 kop friske jordbær
- 8 oz kokosyoghurt
- 2 kopper grønkålsblade, hakket
- 2 spsk sødemiddel efter din smag
- 1 Is efter behov
- 1 kop vand

INSTRUKTIONER:
- Rens grapefrugten og fjern kernerne.
- Bland alle ingredienserne i en elektrisk blender og rør til det er glat. Tilsæt is, hvis det bruges og server.

ERNÆRING: Kalorier 260,74 | Fedt i alt 11,57 g | Netto kulhydrater: 2,96g | Protein 4,42g | Fiber 7,23 g)

KONKLUSION

Når vi afslutter denne transformative rejse, håber vi, at Zero Belly Cookbook har inspireret dig til at omfavne en nærende og afbalanceret tilgang til spisning. Opskrifterne og principperne i denne kogebog er designet til at hjælpe dig med at opnå en sundere krop og et gladere og mere energisk liv.

Med Zero Belly Cookbook har du værktøjerne til at lave positive ændringer i dine spisevaner. Hver opskrift er omhyggeligt udformet for at give dig de næringsstoffer, du har brug for, samtidig med at du understøtter dit vægttab og overordnede sundhedsmål. Ved at omfavne Zero Belly-tilgangen, vedtager du ikke bare en kortsigtet diæt, men snarere en langsigtet livsstil, der fremmer bæredygtig sundhed og velvære.

Så mens du fortsætter på din vej til en sundere dig, så lad Zero Belly Cookbook være din betroede følgesvend, der giver dig nærende opskrifter, nyttige tips og en følelse af selvstændighed. Omfavn kraften i sunde ingredienser, opmærksom spisning og en afbalanceret tilgang til ernæring. Hvert måltid, du tilbereder fra denne kogebog, er en mulighed for at nære din krop og træffe valg, der understøtter dit generelle velvære.

Må dit køkken blive fyldt med aromaer af nærende ingredienser, glæden ved at lave mad og tilfredsstillelsen ved at nære din krop med lækre måltider. Skål for en sundere dig og et liv i vitalitet og velvære!

www.ingramcontent.com/pod-product-compliance
Lightning Source LLC
La Vergne TN
LVHW021701060526
838200LV00050B/2455